名医讲堂

肺结节
百问百答

梅 举◎主编

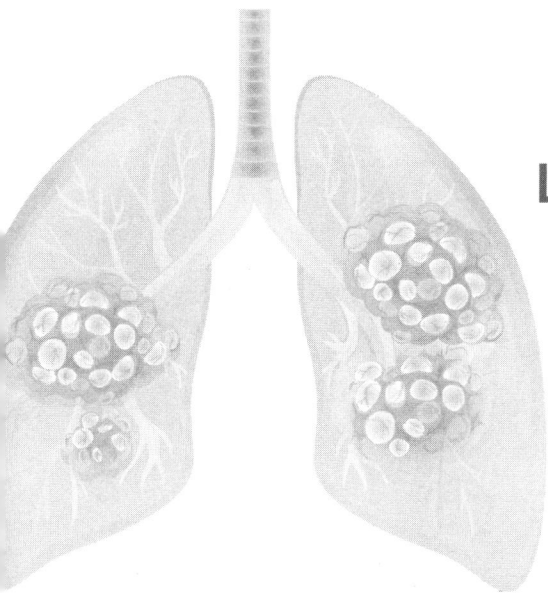

Lung Nodule

上海交通大学出版社
SHANGHAI JIAO TONG UNIVERSITY PRESS

内容提要

近年来，肺结节和肺癌的发病率呈现逐年上升的趋势，其中相当一部分肺结节为早期肺癌。在我国，肺癌的发病率和死亡率位居恶性肿瘤之首。肺癌的早期诊断和治疗是提高患者生存率、改善患者预后的关键。本书详细介绍了肺结节的概念、危害、诊断和评估方案、良恶性肺结节的鉴别诊断、治疗方法和原则，并对肺结节的各种手术方式、手术适应证以及患者的术后康复做了详细的介绍和说明。本书以科普问答的方式深入浅出地讲解了相关内容，并配以图片解释，既适合胸外科医师参考阅读，也便于普通大众了解学习。

图书在版编目（CIP）数据

肺结节百问百答/梅举主编. —上海：上海交通
大学出版社，2025.6.—（名医讲堂）. —ISBN 978-7-
313-32638-6

Ⅰ. R563-44

中国国家版本馆 CIP 数据核字第 20252XQ607 号

肺结节百问百答
FEIJIEJIE BAIWEN BAIDA

主　　编：梅　举
出版发行：上海交通大学出版社　　　　　地　　址：上海市番禺路 951 号
邮政编码：200030　　　　　　　　　　　电　　话：021-64071208
印　　制：上海锦佳印刷有限公司　　　　经　　销：全国新华书店
开　　本：880 mm×1230 mm　1/32　　　印　　张：5.25
字　　数：113 千字
版　　次：2025 年 6 月第 1 版　　　　　印　　次：2025 年 6 月第 1 次印刷
书　　号：ISBN 978-7-313-32638-6
定　　价：48.00 元

编委会名单

主　编　梅　举

副主编　肖海波　刘洪涛

编　委（按姓氏汉语拼音排序）

毕　锐　上海交通大学医学院附属新华医院心胸外科　主治医师

丁芳宝　上海交通大学医学院附属新华医院心胸外科　主任医师

胡丰庆　上海交通大学医学院附属新华医院心胸外科　副主任医师

胡　睿　上海交通大学医学院附属新华医院心胸外科　主治医师

黄健兵　上海交通大学医学院附属新华医院心胸外科　副主任医师

黄　润　上海交通大学医学院附属新华医院心胸外科　副主任护师

蒋连勇　上海交通大学医学院附属新华医院心胸外科　副主任医师

姜兆磊　上海交通大学医学院附属新华医院心胸外科　副主任医师

李惠民　上海交通大学医学院附属新华医院放射科　主任医师

李晓明　上海交通大学医学院附属新华医院放射科　主治医师

刘洪涛　上海交通大学医学院附属新华医院心胸外科　副主任医师

梅　举　上海交通大学医学院附属新华医院心胸外科　主任医师

沈赛娥　上海交通大学医学院附属新华医院麻醉科　主任医师

王　磊　上海交通大学医学院附属新华医院心胸外科　副主任医师

肖海波　上海交通大学医学院附属新华医院心胸外科　主任医师

谢　晓　上海交通大学医学院附属新华医院心胸外科　副主任医师

张辅贤　上海交通大学医学院附属新华医院心胸外科　主任医师

前　言

　　近二十年，肺结节及肺癌的发病率明显增加，肺癌已成为威胁我国人民生命健康的主要疾病之一。提高对早期肺癌诊断的警惕性对提高患者生存率、改善患者预后有重要意义。鉴于肺结节患病率较高，但其中恶性结节占比 20%～40%，临床实践中既要避免漏诊和误诊，又要避免过度诊治，所以亟须做好严谨科学的鉴别诊断，不但需要依据常规检查评估手段，也需要个体化检查评估技术，以便及时发现隐藏在肺结节中的早期肺癌。目前，针对肺结节的诊断、治疗和康复等方面的健康教育已成为广大百姓、医疗机构及医务工作者共同关注的热点问题。

　　上海交通大学医学院附属新华医院（简称"上海新华医院"）心胸外科是国家临床重点专科，其医疗团队在肺结节的诊断、治疗及康复领域深耕三十余年，在胸腔镜辅助肺结节手术、机器人辅助肺结节手术、肺结节消融手术、磁导航以及人工智能（AI）技术等方面积累了丰富的经验。为满足年轻专业医师、医学生、肺结节患者及家属的需要，我们精心组织了临床工作的一线专家，根据自己的丰富诊疗经验，结合国内外有关肺结节的最新进展，认真撰写并出版了这部《肺结节百问百答》。我们希望这本书既能为临床一线的广大专业同行提供重要的临床经验，也能为肺结节患者及家属提供丰富的参考资料，以及相关的启迪和帮助。

梅 举

2025 年 1 月

目　录

第二章　肺结节的诊断与风险评估

第四章　肺结节术后相关问题与随访

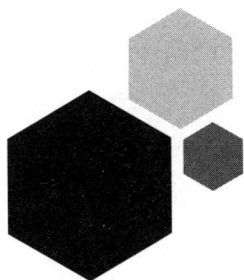

第一章

肺结节的发病原因

1

人体肺的解剖及其功能是什么

谈到肺结节，我们首先有必要了解一下肺的解剖结构（肺是什么样子的），以及它的作用是什么。

肺是人体的一个重要的器官，左右两肺分别位于胸腔两侧，中间被心脏和大血管等结构分隔，上方附着在气管及支气管的树形结构上。肺组织是类似海绵一样的构造，柔软而富有弹性，肺泡内充满空气，在呼吸时可以收缩和扩张。肺由被称为叶间裂的深沟分成几部分，每部分称为一个肺叶。左肺由斜裂分为上叶和下叶。右肺由水平裂和斜裂分为上叶、中叶和下叶。由于心脏位置偏左，因此右肺的体积略大于左肺。

两肺由胸部中央的心脏和大血管等结构纵向分隔。肺靠近纵隔的中部凹陷称为肺门，是血管、支气管和神经进出肺的门户。气管在胸部分为左、右主支气管，即一级支气管；主支气管进入肺门后再进一步分出二级、三级支气管，这样一直分支至最细。气管、支气管的各级分支结构形似树枝，被称为支气管树。肺泡是支气管树终末端的无数囊状结构，具有气体交换的功能。

肺是人体的呼吸器官，是进行气体交换的场所。气体交换的过程是在肺泡与肺毛细血管中的血液之间进行的。因此，肺组织内含有丰富的毛细血管网络和肺泡。吸气时，肺为人体供应必需的氧气；呼气时，肺将人体产生的二氧化碳排出体外。

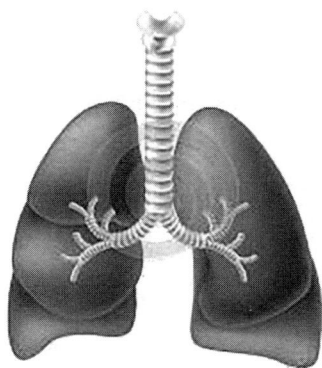

肺的解剖结构

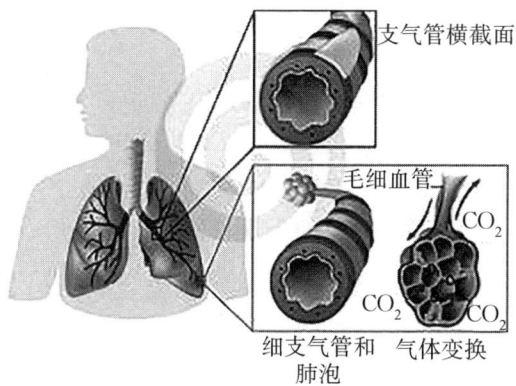

支气管横截面

毛细血管

CO_2

CO_2

CO_2

细支气管和肺泡　气体变换

肺的功能

2

什么是肺结节

当前肺结节已成为人们关心的热点问题，这主要是由于人们的保健意识增强以及对自身患肺部肿瘤的担忧。经常有人因为发现肺部小结节而忧心忡忡，四处求医；而有的人又不以为意，有了肺结节还不重视。那么，应该怎样对待肺结节呢？

肺结节的医学定义是指肺实质内部直径≤3 cm、圆形或椭圆形的软组织病灶。不是每一个肺部病灶都可称为肺结节的。肺结节首先表现为圆形或类圆形的病灶，CT 检查显示的单纯线样或纸片样阴影不是结节。

临床上主要根据放射影像学检查，把直径为 3 cm 作为肺肿块与肺结节的分界，直径＞3 cm 的病灶统称为肺部肿块，而直径≤3 cm 的病灶称为肺结节。之所以这样定义，是因为肺部病灶的大小与其良恶性具有一定程度的相关性，直径＞3 cm 的肺部病灶（肺部肿块）大多是恶性病变，直径＞2 cm 的肺结节有40%以上是恶性的。因此，肺结节的体积越小，良性的可能性就越大。

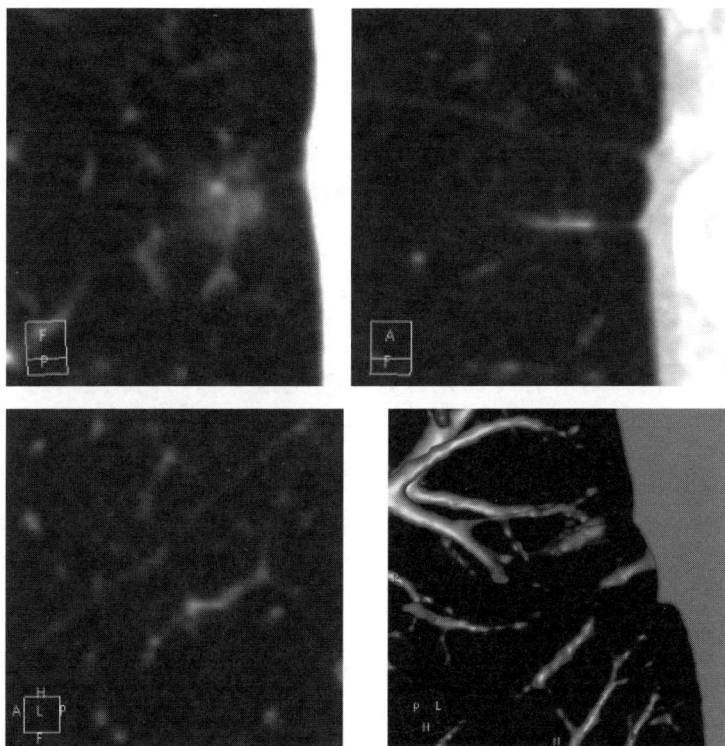

CT 横断面显示混合密度小结节，多平面重建（MPR）矢状面和冠状面显示病变呈线样，三维立体成像（VR）显示呈盘状，排除肺癌

3

根据影像学表现，肺结节如何分类

肺结节的定义最早来自影像学，因此肺结节的分类也是依据影像学的表现来判断的。

根据肺结节有无钙化可分为钙化结节和非钙化结节。钙化肺结节大多是良性的。非钙化肺结节依据在CT影像上的特征性表现进行分类，主要是观察肺结节内部软组织成分的比例，也就是结节的密度能否完全遮盖肺实质中的支气管和血管束，可以将其分为实性肺结节和亚实性肺结节两大类。

实性肺结节在CT影像上呈现高密度的阴影，看不到肺实质的内部结构；而亚实性肺结节在CT影像上表现为密度增高，但又不足以掩盖肺组织内的支气管和血管束，呈现类似"磨玻璃"表现的淡薄云雾状影像，因此又称为磨玻璃结节（ground-glass nodule，GGN）。实性肺结节与亚实性肺结节的本质区别在于内部软组织成分的多少。当肺结节内细胞和软组织成分含量较少时，会呈现磨玻璃密度影；随着细胞和软组织成分增多，结节密度逐渐增加，磨玻璃密度结节内部出现实性成分，进一步发展则可能转变为实性结节。

根据肺部CT表现，肺结节可以进行以下分类：

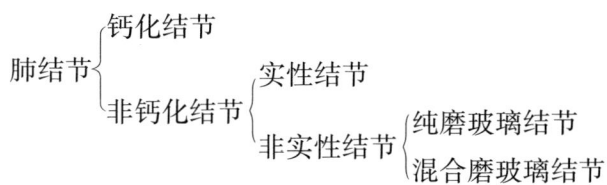

4

什么是肺磨玻璃结节

很多人在体检时经常因发现肺部"磨玻璃结节"而恐慌，因为有相当高比例的磨玻璃结节最终被手术病理确诊为"原位腺癌或微浸润癌"。因此，肺部"磨玻璃结节"也被戏称为"魔（磨）结"，成了人们挥之不去的"心结"。

那么，什么是肺部磨玻璃结节呢？

进行肺部 CT 检查时，CT 影像上有时会显示有边界清楚或不清楚的类似"磨玻璃"样的肺部密度增高阴影（直径≤3 cm），就称为肺部磨玻璃影（ground-glass opacity，GGO）。因为这种肺部磨玻璃病灶内含有部分空气，病灶的密度又不足以遮盖其中走行的血管和支气管束，看上去具有"磨玻璃"样的质感。若肺部磨玻璃影病灶边界清楚，呈圆形或类圆形，表现为结节状，则称为磨玻璃结节。

磨玻璃结节属于肺结节的一种，由于其内部实性成分较少，大多数磨玻璃病灶需要做薄层 CT 检查，并需要医生仔细阅片才能发现。磨玻璃结节根据内部密度分为两类，如果病灶内不含有实性成分，则称为纯磨玻璃结节；如果磨玻璃结节中含有一部分软组织密度成分，则称为混合磨玻璃结节，也称为部分实性结节。所有含有磨玻璃密度的结节都称为亚（非）实性结节。很多患者在网上看到了有关磨玻璃结节癌变的说法，因此相当害怕。实际上，磨玻璃结节中只有一部分属于早期肺癌。肺部磨玻璃结节还包括炎性病变、局限性纤维化、肺出血、不典型腺瘤样增生等疾病。因此，并不是所有的磨玻璃结节都是恶性的，大家不必因此背负过重的精神负担。

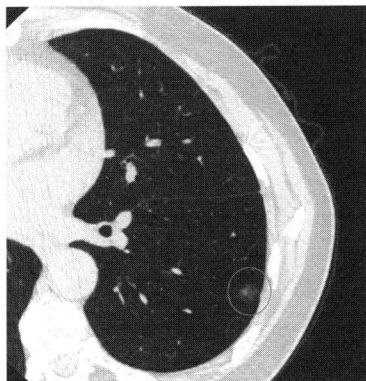

肺部磨玻璃结节（如圆圈所示）

5

什么是亚厘米结节和微小结节

肺结节是指肺实质内部直径≤3 cm、圆形或椭圆形的软组织病灶。我们将直径≤2 cm 的结节称为肺小结节；以 8 mm 为界，将直径≤8 mm 的肺结节定义为亚厘米结节，也就是不到 1 cm 的结节；直径＜5 mm 的结节则称为微小结节，这类结节不仔细看很难辨认。结节直径越大，越需要引起重视；而结节的直径越小，其良性可能也越大。

经常有人拿着体检报告前来就诊，由于发现肺部微小结节而焦虑不安。其实大可不必如此担心。直径＜5 mm 的肺部微小结节的恶性概率还不到 1%，有些直径＜4 mm 不伴有高危因素的微小结节甚至无须长期随访。当然，对于较大的肺结节还是要重视的。直径＞2 cm 的肺结节，大约有 40% 以上是恶性的。

目前，临床真正的难点在于亚厘米结节的定性诊断。这类结节有一定的恶性可能，但由于体积太小，在影像学检查中很难辨别其形态特征，而有创性检查（如穿刺等）又因结节的大小和位置等因素的限制，很难获取可靠的病理标本。对于此类情况，需要结合患者自身的风险因素综合分析，或通过 CT 超薄扫描、三维重建进行定期随访。

6

什么样的肺结节有危险性

目前大家关心的问题不仅仅是肺部有没有结节，更关心的是这些肺结节到底是良性的还是恶性的，也就是结节的良恶性概率究竟有多少。国内外有很多研究综合多种因素和方法来判断肺结节的良恶性概率，包括主动吸烟史及其他高危因素（如高龄）等。现行高危因素分类模式包括：年龄、性别、吸烟史、戒烟时间、有无肺癌家族史、有无胸部恶性肿瘤史、有无肺气肿、结节直径、是否位于上肺叶、有无毛刺、是否部分实性结节等。

结节本身的形态特征是判断良恶性的主要因素；吸烟和其他高危因素会增加结节恶性变的发生率；结节越小，恶性可能也越低；实质性结节如果在两年内没有明显变化，则可判定为良性。肺结节的大小与恶性可能有一定的相关性。研究发现：64%～82%直径＞2 cm 的结节为恶性；6%～28%直径为 5～10 mm 的结节为恶性；直径＜5 mm 的结节恶性率低于 1%。进一步分析发现，在同一时期，部分实性磨玻璃结节及纯磨玻璃结节的恶性率分别为 63% 和 18%，而实性肺结节的恶性率只有7%。因此，部分实性结节也就是混合性磨玻璃结节需要重点关注或随访。

7

肺结节的倍增时间是指什么

对于暂时不能确定良恶性的肺部小结节，尤其是亚厘米结节，通常采取定期随访的方法进行动态观察。定期随访的主要目的是通过观察结节生长的快慢来判断其性质。肺结节生长速率与其病理类型和血液供应密切相关，恶性结节生长较快；而结节越小、恶性程度越低、血供越差，其生长速率也就越慢。

肺结节的生长速率可以通过结节的体积倍增时间来体现，也就是肺结节体积增加一倍所需要的时间。结节体积的增加一般是通过测量其在 CT 影像上的直径来计算的，直径增长 26%，表示体积增大约一倍。例如，一个直径 4 mm 的结节，直径增加 1 mm，那它的体积就大约增加了一倍。生长过快或很慢的肺结节通常都是良性结节。例如，感染性结节体积倍增时间可能小于 30 天，肉芽肿及错构瘤等良性结节的体积倍增时间可能超过 400 天。体积倍增时间在 30～400 天的肺结节要高度怀疑恶性可能。若实性结节在随访两年内没有变化则提示良性。因此，通过 CT 检查动态随访观察肺结节的体积倍增时间，也是判断肺结节良恶性的重要依据之一。

8

为什么要重视肺结节

肺癌是目前世界上发病率和死亡率最高的恶性肿瘤。由于工业化进程加快，以及吸烟和空气污染的影响，近年来我国的肺癌患者数量迅速增加。遗憾的是，临床上很多肺癌患者就诊时已处于中晚期，治疗效果往往不够理想。因此，提高肺癌的早期诊断率是亟须解决的问题。

早期肺癌通常表现为肺部小结节。在我国，绝大多数肺结节都是通过体检发现的，从这个角度上来讲，提高医生和患者对肺内小结节的认识水平和重视程度是非常重要的。只要我们能够及时发现肺部小结节，并根据患者的临床特征进行综合评估，就可有效筛选出早期肺癌。一旦发现高度可疑情况，及时采用微创诊断和治疗措施，就能显著提高患者的远期生存率。早期肺癌疗效很好，而且术后不需要放化疗，如同切除良性病灶一样，大多不会影响患者的寿命。

目前，我国肺癌发病已逐渐呈现早期化、年轻化、女性化、腺癌化、多元化的新常态。广大公众应提高早诊早治意识，尽早发现早期的肺小结节型微小肺癌，了解现代的精准治疗模式，争取巧治除患，实现长期生存。

9

患肺结节会影响寿命吗

　　总体来说，肺结节是否会影响患者寿命，取决于肺结节的性质。良性结节，如炎性结节、错构瘤等良性病变，不会造成像恶性肿瘤那样的严重后果，对患者的寿命无明显影响。而对于恶性肺结节，只要发现得早、病变处于早期且能及时手术切除，一般都能取得良好的治疗效果，通常也不会影响患者的寿命。但如果恶性结节未能获得及时治疗，就可能对患者的寿命产生影响。

10

肺结节就是肺癌吗

很多人在检查报告单上一看到肺部结节便开始怀疑自己患了肺癌，精神高度紧张，甚至不敢告诉家人和朋友，严重影响工作和生活。那么这些肺结节真的全部都是"来者不善"吗？其实肺部结节的性质多种多样，良性的疾病包括炎性假瘤、错构瘤、结核球、肉芽肿、肺脓肿、硬化性血管瘤、真菌感染、肺内淋巴结等，癌前病变有不典型腺瘤样增生，恶性的则有可能是早期的原发性肺癌或肺部转移性肿瘤。

了解到以上引起肺部结节的常见原因，不难发现肺部小结节并非一定就是肺癌，还有许多肺部疾病也可以表现为肺部小结节，不能笼统地将肺部小结节视为肺癌的早期状态。在所有肺结节（包括肺小结节）中，良性肿瘤和一些感染性疾病都占有一定的比例，这个比例随着结节的大小而呈现动态改变。因此，对于肺结节不必惊慌失措，当然也不能掉以轻心，而是应该到正规的医院就诊。医生可以根据肺结节的影像学特征，并结合其动态变化的情况来判断肺结节的良恶性。目前，有经验的医生对肺结节诊断的准确率可以达到 90% 以上。

11

肺结节会转移或消失吗

肺结节是否会转移或消失，需要结合引起肺结节的具体疾病来分析。

目前已知引起肺结节的疾病主要包括良性和恶性两大类。良性疾病如肺部感染、肺结核、肺曲霉菌引起的肺结节，多数可在积极抗感染、抗结核、抗真菌等正规治疗后逐渐缓解甚至消失，这类肺结节不会发生转移；肺部炎性假瘤无转移也较难自行消失，若不进行手术活检，常常难以明确诊断；肺动静脉瘘、先天性发育异常等良性疾病引起的结节也不会转移，多数无法自行消失。如果肺结节是由恶性肿瘤如肺癌或转移性肺癌引起的，则可能通过淋巴循环、血液循环、肺内播散等方式发生转移。这类肺结节不会自行消失，且随疾病进展，结节可能逐步增大并形成病灶。

12

为什么会长肺结节

肺结节的发生可能与五种"气"有关。这五种"气"分别是吸烟产生的烟气、户外污染的空气、厨房的油烟气、室内不良空气以及性格上爱生气。

吸烟，包括吸一手烟和二手烟，已被证实与肺癌的发生密切相关。户外污染空气，尤其是工厂废气以及汽车尾气等，可导致 PM 2.5 明显升高，加速肺结节等呼吸系统疾病的发生。厨房油烟气、室内不良空气（如装修材料中的苯等有害气体）以及所谓的"癌症性格"，如爱生气等，也是肺结节形成的重要因素。此外，由于职业等原因，长时间暴露在二氧化硅、砷、镉、镍、氡、石棉等环境中，以及长期接触厨房油烟等，也可能与肺结节的形成有关。

13

肺结节有哪些症状

肺结节患者早期可无明显临床症状和体征，多数是在体检或无意中发现的。随着疾病的进展，根据肺结节产生的不同病因，可出现多种临床症状。例如，咳嗽、咳脓痰、畏寒发热等症状都可能与肺部炎症有关，午后低热、盗汗等也可能由肺结核引起。尤其需要注意与肺癌相关的症状，包括咳嗽时痰中带血、胸闷胸痛、抗生素治疗无效的发热，以及不明原因的消瘦、体重下降等。因此，一旦发现肺部小结节，不必过度紧张，但也不能麻痹大意，应积极咨询专业的胸外科、呼吸内科和放射科等专科医生以明确诊断，并接受正规的进一步检查或及时的手术治疗。

14

为什么患肺结节的患者越来越多

近年来，肺结节患者越来越多的原因主要包括以下几个方面。

首先，随着社会的发展和生活水平的提高，人们的健康意识不断加强。越来越多的人开始主动定期体检，影像学检查技术的应用使得肺结节得以被及时发现，尤其是有的地区已经采用低剂量 CT 筛查，这进一步提高了肺结节的检出率。很多单位的员工体检以及退休人员体检都常规包含 CT 检查，这也使得肺结节的检出率越来越高。

其次，检查技术的改进也是肺结节发现增多的原因之一。随着影像学技术，尤其是螺旋 CT 的发展和日益普及，肺部微小结节性病变的检出率明显提高。在临床上，连直径<2 mm 的肺结节都能被发现，这既提高了肺结节的发现率，又加大了医生诊断的难度，同时给患者是否需要接受治疗带来一定的困扰。

第三，吸烟与环境污染也是肺结节患者增多的重要因素。我国吸烟人数众多，吸烟已被证实与肺癌密切相关。同时，环境污染日趋严重，尤其是 PM 2.5，已被认为是肺癌发生的重要病因。此外，随着我国工业化进程的加速，长期职业性暴露，例如长期接触煤炭、二氧化硅等粉尘，以及长期暴露在砷、镉、镍、氡、石棉等环境中，也可能是肺结节患者增多的原因。随着对肺结节研究的不断深入，其诊断率也进一步提高，这在客观上也导致了肺结节患者数量的增多。

15

哪些疾病与肺结节有关

　　肺结节是胸外科常见又较难明确其性质的一种疾病。发现肺结节并不一定意味着患有肺癌，因为很多良性疾病也可以表现为肺结节。

　　一般来说，与肺结节有关的疾病，除了肺癌、肺部先天性发育异常之外，比较常见的还有肺部感染性疾病，包括肺炎、肺结核、支气管扩张、肺曲霉菌病等。在肺结节中，是恶性肿瘤的概率为 20%～40%，且这一概率随着年龄增长而逐渐增高。相关良性病变主要包括血管瘤、肉芽肿病变和结核瘤。其他与肺结节相关的疾病还包括炎性假瘤、错构瘤、肺转移癌，以及外伤残留物未被人体吸收久而久之在肺部形成的瘢痕、风湿性肺结节、肺内淋巴结等。

16

哪些人要格外当心肺结节

具有下列特点的肺结节患者：年龄≥65 岁、有吸烟史（既往或当前）、超过 5 年的胸部恶性肿瘤史、结节边缘存在毛刺、结节直径较大，以及结节位于上肺叶等，其肺结节为恶性肿瘤的可能性较不具备这些特征的人群更高。因此，这类人群的肺结节要及时诊治。

17

小孩子也会长肺结节吗

儿童确实可能长肺结节，尽管这种情况相对少见，但近年来因环境因素（如空气污染、建筑材料和室内装饰材料挥发等）加剧，肺结节的发病有年轻化趋势，甚至影响到未成年人。

儿童肺结节的常见原因为感染、先天性疾病、良性肿瘤、外伤和异物吸入等。虽然儿童肺结节大部分是良性的，但也不排除一部分属于早期肿瘤或癌前病变。

上海新华医院心胸外科曾报道一例 13 岁男性患者，因"发现胸廓畸形 2 年"来院就诊。胸部 CT 示："漏斗胸"，右肺下叶模糊小结节样影；进一步经 1024 矩阵高分辨率 CT 靶扫描示：右肺下叶背段磨玻璃结节，原位癌或微侵癌不能排除。出院观察 3 个月后复查胸部 CT 示：右肺下叶背段磨玻璃结节，考虑原位癌或微浸润癌可能大。遂行胸腔镜右下肺楔形切除、漏斗胸矫治术，术后病理提示："右下肺结节"微浸润性腺癌，直径 0.6 cm。

家长在日常生活中应注意护理好小孩，适当增加小孩的运动量，提高其肺活量，这样可有助于增强孩子的体质和抵抗疾病的能力，从而降低发生感染或肿瘤的概率。同时，应关注孩子的呼吸系统健康，一旦发现异常症状，应及时就医。

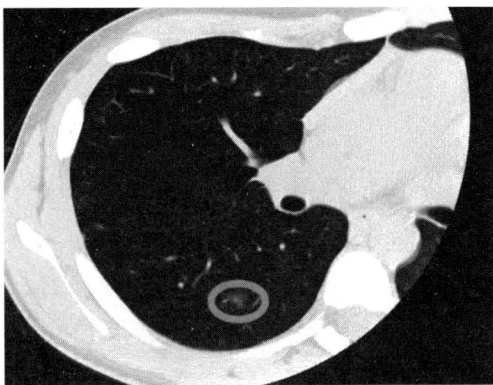

右下肺背段磨玻璃结节，术后病理诊断微浸润性腺癌

18

肺结节会遗传吗，有没有传染性

肺结节是否具有遗传性、是否会传染，需结合其性质及病理检测结果综合判断。以下是不同类型肺结节的具体分析：

（1）良性肺结节：若确诊为活动性肺结核，则具备传染性，但并非遗传性疾病；肺曲霉菌病多因接触污染物感染，常见于长期使用抗生素导致菌群失调或免疫力低下者，健康人群一般不易被传染，且无显著遗传倾向。

（2）先天性肺结节：肺动静脉瘘是常见的先天性发育畸形，属于显性遗传疾病，但无传染性。

（3）非遗传性肺结节：肺炎性假瘤、支气管扩张等病变，既无遗传性，也无传染性。

（4）恶性肺结节：不具备传染性，但与遗传因素相关。研究显示，直系亲属中有肺癌病史者，其肺癌发病率是直系亲属无肺癌病史者的 2 倍。

19

环境、年龄和职业等因素对肺结节有什么影响

环境因素对良、恶性肺结节都有一定的影响。对于恶性肺结节，环境污染中的重要污染物 PM 2.5 能进入肺泡，诱发恶性肺结节尤其是肺腺癌结节的发生。吸烟环境会增加吸入二手烟的机会，促进恶性肺结节如肺鳞癌的形成。煤炭勘探、二氧化硅等粉尘的工作环境，以及砷、镉、镍、氡、石棉等有害物质或受电离辐射污染的环境，均与恶性肺结节形成有关。对于良性肺结节，自然环境中的大气污染以及吸烟环境是炎性假瘤形成的危险因素；二氧化硅等粉尘较多的工作环境与肺结核感染有关；肺动静脉瘘等先天畸形是遗传性疾病，但也可能受环境因素影响。

据报道，我国肺癌的发病年龄一般在 40 岁以后迅速上升，70 岁左右达高峰，75 岁以后略有下降。年龄超过 40 岁是恶性肺结节的重要危险因素，但也有少数年轻人患有恶性肺结节，尤其是早期肺腺癌。随着年龄增长和免疫力下降，肺部感染性肺结节的发生率有所增加。在职业方面，目前已明确职业接触是肺癌重要的发病原因。长期接触砷、镉、镍、氡、石棉、烹饪油盐等的从业人员，长期从事煤炼焦过程的工人，以及长期受到电离辐射影响的人员等，发生恶性肺结节的可能性相对较大。长期接触二氧化硅等粉尘也会增加发生肺结节（如肺癌结节、肺结核结节）的风险。

20

女性肺结节发病率为何越来越高

数据显示，2000—2014 年间，我国女性的肺癌发病率从 27.77/10 万增长到 51.31/10 万，几乎翻了一番。其中约 80% 的女性患者从未吸烟。从不吸烟的女性患肺癌的可能性是从不吸烟男性的 2 倍，主要原因可能有以下几点：

（1）环境污染：肺癌的发病率与空气污染（特别是 PM 2.5）呈正相关。世界各大城市的肺癌发病率高于近郊区，近郊区高于远郊区。此外，建筑材料和室内装饰材料挥发的甲醛、苯、氡等有毒气体，也是重要的致癌物。

（2）被动吸烟：许多女性长期处于二手烟或三手烟环境中。被动吸烟的危害可能比主动吸烟更大。在非吸烟人群中，被动吸烟者患肺癌的风险是非被动吸烟者的 1.3 倍。女性对吸烟和二手烟更为敏感。

（3）烹饪油烟：烹饪过程中产生的油烟含有大量的有害物质，如丙烯酰胺、苯并芘、巴豆醛等致癌物，会增加从不吸烟女性罹患肺癌的风险。

（4）压力过大：肺癌患者中职业女性比例显著上升，其发病风险与长期高负荷的家庭、工作压力密切相关。研究表明，慢性心理应激已成为肺癌的独立危险因素，其病理机制涉及应激状态下神经内分泌功能紊乱，导致免疫系统抑制和炎症微环境失衡，从而增加肺部细胞恶变的风险。

（5）激素失衡：可能与肺癌发病有相关性，雌激素水平异常可能会促进肺癌细胞增生。

21

女性经期咯血是肺结节惹的祸吗

咯血是指喉部及喉部以下呼吸道或肺组织出血后，经口腔咯出的一种临床症状。根据咯血量的多少，可分为少量咯血、中量咯血及大量咯血。少量咯血时，可仅表现为痰中带血；大量咯血时，血液可从口鼻涌出，甚至阻塞呼吸道造成窒息。咯血量的多少与疾病的严重程度没有紧密关联。咯血可由多种疾病引起，其不仅是呼吸系统疾病的常见症状，也可由循环系统或全身性疾病引起。咯血的常见病因可分为以下几类：肺部疾病、心血管疾病、血液系统疾病、急性传染病以及其他原因未明咯血。

咯血是呼吸道常见症状。对于育龄期女性出现咯血，医生须特别重视，应警惕肺部子宫内膜异位症的可能。要了解咯血与患者的月经是否有关，应及时做针对性的检查与随访，以减少误诊。

子宫内膜异位症是指具有生长功能的子宫内膜组织（包括腺体和间质）出现在子宫腔被覆内膜及宫体肌层以外的其他部位，由此引发以月经量过多、痛经、异位部位组织疼痛、出血为主要症状的临床病症。该病可侵犯身体的单个或多个器官。文献报道，约 1.14% 的 15～50 岁女性患有子宫内膜异位症，且近年来其发病率呈逐年上升趋势。肺部子宫内膜异位症较为少见，其临床表现缺乏特异性，实验室检查和影像学表现也不典型，加上病理诊断获取困难，导致误诊率较高。上海新华医院曾收治1例肺部子宫内膜异位症患者。患者32岁，因"间断咯血5个月"入院。患者5个月前无明显诱因出现咯血，色鲜红，每天4～5口，咯血总量50～60 mL，可自行缓解。患者无咳嗽、咯痰、胸闷、胸痛、发热、盗汗、乏力等症状，此后咯血反复发作，且与月经规律一致，每月发生1次，咯血始于月经来潮第1天，月经结束时咯血即停止。患者在外院曾接受抗感染治疗，但效果不佳。患者已婚，月经规律，经量正常，无痛经。术前胸部CT检查示左下肺结节，行单孔胸腔镜左下肺结节楔形切除术。术后病理提示："左下肺"子宫内膜异位症，周围肺组织见陈旧性出血伴纤维化及炎症，其间见散在扩张血管。

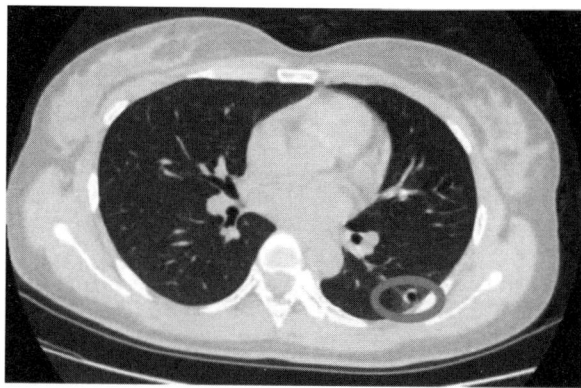

肺结节（如圆圈所示）

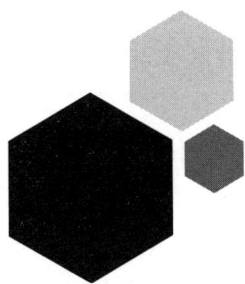

第二章
肺结节的诊断与风险评估

22

为何要对肺结节进行风险评估

肺结节是指被充气肺组织完全包围，且边界清晰的单个不透X线阴影，其直径可达3 cm。对肺结节进行风险评估的核心目的是区分良恶性可能，避免过度治疗或延误诊断，同时为患者制订个性化的管理方案。以下是具体原因和评估重点：

（1）良恶性难以直接判断：肺结节一般以良性居多，但有些良性肺结节有恶变的可能，如不典型增生的肺结节；有些肺结节本身就是恶性的，如原位癌等。因此，仅凭影像学特征无法100%确诊，需结合风险因素综合判断。

（2）减少不必要的侵入性检查：对低危结节过度进行穿刺活检或手术可能造成身体损伤和经济负担。而高危结节若不及时干预可能延误治疗，对患者的寿命影响较大；若及时诊治，可以治愈。

（3）优化随访策略：根据风险分层，医生可决定随访间隔（如3个月、6个月或年度复查），平衡监测需求与患者焦虑。

23

肺结节的诊断方法有哪些

肺结节的诊断需根据结节的大小、形态、位置及患者风险分层，合理选择检查手段。

影像学检查是诊断肺结节首选方法，如胸部 X 线、胸部 CT、1024 薄层高分辨率 CT 靶扫描、PET/CT 检查。其中低剂量螺旋 CT 作为首选筛查工具，其优势在于高分辨率和减少辐射暴露，尤其适用于高危人群（如长期吸烟者）的年度筛查；高分辨 CT 或增强 CT 可用于评估肺结节的特征，如边缘毛刺、分叶状形态等，帮助鉴别良恶性。

其他诊断肺结节的方法包括血液中的肺癌标志物检测、肺结节的穿刺活检、气管镜检查和手术活检等。

肺结节的最终诊断需结合多学科意见，制订有针对性的治疗方案。

24

发现实性肺结节后的处理流程是什么

当胸部 CT 扫描显示肺结节为实性时，需要从多个影像学角度去评估和归类。影像学评估要点包括结节的大小、位置、密度成分、实性成分在结节中的占比以及边缘光滑度等。根据这些评定标准，医生会将其分为 3 种可能性：基本确定良性、不确定良恶性和明确恶性。

基本确定良性的病灶通常是具有良性型钙化灶、肺内淋巴结、错构瘤，根据结节大小，可分为两种情况：直径≤1 cm 和直径＞1 cm。对于实性结节，如果直径≤1 cm，可暂不处理，但需要随访观察，至少 1 年 1 次 CT 扫描；如果结节直径＞1 cm，尽管影像学强烈提示良性，仍需要定期复查胸部 CT，间隔时间最好不要超过半年，防止因恶性肿瘤漏诊而错过最佳治疗时机。

对于不能明确性质的实性结节，建议每 3 个月到半年进行一次密切随访，患者和家属需要做好在一定期限内接受手术治疗的准备。

对于影像学提示肺癌可能性很大的情况，建议手术治疗。实性型肺癌无论大小，其恶性程度高于磨玻璃结节，标准的肺癌根治术是首选方案。对于恶性的实性结节，需要排除一种情况，就是肠癌、胃癌等恶性肿瘤的肺转移瘤。近年来，由于肠癌患者增多，肺转移瘤在临床上已并不少见。影像学检查提示实性结节时，需要结合相关病史进行排查，如需确诊，还需结合肿瘤指标检测以及 PET/CT 检查结果。肺转移瘤的治疗一般不做标准肺叶切除，以局部切除或者消融治疗为主，必要时辅助原发病的化疗或基因靶向治疗等手段。

25

怎样确诊肺实性结节的良恶性

随着影像学检查技术的进步，直径越来越小的肺结节也可以进行定性诊断。对于直径＞10 mm 的结节，通常要求能够得出倾向性强的诊断；而直径为 5～8 mm 的结节，其定性诊断是我们追求的目标。

（1）靶成像检查：肺内小病灶定性诊断的关键是细节特征显示，这就要求影像技术具备更高的分辨率。肺内小病灶，尤其是磨玻璃病灶，通常密度不均匀，其诊断的关键在于把握内部不均匀密度的程度和分布特征、边缘形态特征以及背景肺结构情况，充分显示这些特点的技术关键是高空间分辨率，即尽可能缩小图像的像素。

（2）薄层 CT/高分辨率 CT（HRCT）检查：对于检出的阳性结节，首先行 HRCT 扫描，观察结节的内部特点，进一步判断是否有钙化。对于直径≤10 mm 且边缘光滑的球形结节，良性可能性大；而对于形态不规则的结节，则建议每 3 个月 CT 复查一次，观察结节是否增大。

（3）增强 CT 检查：对于一些实性结节，通常需要增强 CT 了解病灶的血供情况以帮助定性。一般情况下，恶性肺结节的强化程度明显高于良性结节。如果实性成分直径＞5 mm 且增强强化＜20 HU，则该结节为良性可能性超过 95%。小结节中增强 CT 的可靠性会明显下降，直径≤5 mm 的结节不适合进行增强检查。

（4）磁共振成像（MRI）检查：CT 难以确定病变的倾向性或 CT 表现有明显矛盾之处时，MRI 可能会有所帮助，主要是 T_2 加权成像（T_2WI）和弥散加权成像（DWI），有时也包括增强扫描。一些 CT 上增强不明显或受到干扰的病灶，MRI 可能会有更佳的表现。

（5）正电子发射计算机体层扫描（PET）检查：在肺癌的诊断中具有较高的敏感度和特异度。然而，对于直径＜10 mm 的肺癌，其诊断效果不佳，可能有 27% 的假阴性；而直径≤5 mm 的结节则几乎都是阴性。一些分化良好的肿瘤，如肺泡癌、类癌等，因为低代谢而显示阴性；而一些肉芽肿病变，如结核肉芽肿、真菌性肉芽肿、结节病、类风湿结节等，则常可呈假阳性。因此，在早期肺癌或筛查结节时，使用 PET 检查应当慎重。

26

发现磨玻璃肺结节后的处理流程有哪些

发现磨玻璃结节后的处理流程需结合结节的特征、患者风险及动态观察结果，具体步骤如下：

（1）对于孤立的直径≤5 mm 的纯磨玻璃结节（pGGO），建议每 1～2 年进行一次常规体检，采用普通胸部 CT 扫描即可。

（2）直径＞5 mm 的纯磨玻璃结节，首次发现后 3 个月复查以确定是否"持续存在"。若持续存在，则每年复查一次，至少持续 3 年；若出现增大或增浓，则需考虑外科处理。目前，此类结节没有使用抗生素的指征。

（3）磨玻璃结节混杂实性成分，此类结节归纳为混合磨玻璃，需要以 3～6 个月为周期复查 CT。如果发现病变有增长趋势或其中实性成分直径＞5 mm，提示可能存在侵袭性，建议手术切除。若实性部分直径≤5 mm 且持续存在，则病情可能介于原位癌和微浸润癌之间，根据患者的一般情况和心理状况，建议随访观察。如果因为结节的发现给患者带来较大的心理负担，严重影响其正常生活，可在随访 6 个月后考虑手术治疗。

（4）直径≤5 mm 的多发磨玻璃结节，若无侵袭性风险的证据，可采取保守处理，间隔 2 年和 4 年随访。

（5）直径＞5 mm 的多发纯磨玻璃结节，若无主病灶且缺乏侵袭性依据，建议采取保守处理。首次复查建议在 3 个月后进行，若结节无变化，则后续每年复查一次，随访至少 3 年。

（6）多发磨玻璃结节且有主病灶，主病灶直径＞5 mm 时，建议手术切除主病灶，并建议行基因配对检测，做好进一步全身治疗的准备。

27

如何进一步确定磨玻璃结节的良恶性

上海新华医院在过去 15 年通过对大量临床病例及影像重建数据的分析发现，1024 矩阵高分辨率 CT 靶扫描可用于磨玻璃结节的定性诊断，其准确率几乎可以达到病理学水平。在此基础上，首先判断病灶是否边界清晰、持续存在，然后评价其平均直径、代表性密度（CT 值）以及其他各种征象表现。通常认为，直径＞10 mm、密度（CT 值）＞‑500 HU 是提示病变可能具有侵袭性的指标。

需要指出的是，判定良恶性只是磨玻璃肺结节性质判断的第一步。对于判定为恶性的结节，还需要进一步确定其生物学行为是否会对机体造成伤害。若无伤害，完全可以选择保守观察；若有伤害，则需选择合适的时机进行手术治疗。

28

混合磨玻璃结节和纯磨玻璃结节有什么区别

根据磨玻璃结节的定义，只要具备"磨玻璃成分"且呈"结节状"表现，就可判断为磨玻璃结节。如果结节除了磨玻璃成分还有实性成分（这里的实性成分判断有两个标准，一是Fleischner学会的定义，纵隔窗上可以观察到的成分，其CT值一般大于0 HU；二是美国肺癌早期行动计划首席科学家提出的定义，即在肺窗上掩盖肺血管的"高密度成分"），则该结节称为混合磨玻璃结节（mGGN）。而如果结节单纯只有磨玻璃成分而没有实性成分，无论其磨玻璃成分的密度高低，都称为纯磨玻璃结节（pGGN）。

这种区分的意义在于结节确诊为肿瘤的风险程度不一样：混合磨玻璃结节表现的肺癌通常至少是微小侵袭性腺癌（MIA），很可能是更严重的侵袭性腺癌。但需要注意的是，混合磨玻璃结节不等于早期肺癌，仍有较大可能是炎症；而纯磨玻璃结节基本上是低风险病变，其风险程度依次为"不典型腺瘤样增生＜原位腺癌＜微小侵袭性腺癌"，极少超出这一范围。

29

磨玻璃结节很可怕吗

总体上说，磨玻璃结节更可能是"肺癌"，但通常是早早期肺癌，绝大多数是可以完全治愈的，其最终结果类似于良性病变的治疗结果。因此，磨玻璃结节绝大多数情况下并不致命，不可怕。

磨玻璃结节大致可以区分为肿瘤性和非肿瘤性两种情况。非肿瘤性磨玻璃结节通常为良性病变，一般认为无明显临床意义，多无须特殊处理，定期随访观察即可；而肿瘤性磨玻璃结节基本就是早早期肺癌，包括原位癌和微小浸润性腺癌。虽然还有一小部分较大的混合磨玻璃结节是侵袭性腺癌，但临床数据显示，以磨玻璃为主的混合磨玻璃结节型侵袭性腺癌预后良好，其预后明显优于同等大小的实性肺癌。从这一点来看，磨玻璃结节比实性结节更安全。

30

发现微小结节有必要紧张吗

微小结节的定义是指直径≤5 mm 的肺内结节，包括实性和磨玻璃结节在内的所有类型结节。一方面，现代 CT 的分辨率（常规采集像素 0.6～1 mm）尚不足以有效评价如此微小的结节，难以准确判断其良恶性。另一方面，大数据显示，这类小的实性结节恶性概率＜3‰，而这么小的磨玻璃结节绝大多数是不典型腺瘤样增生。换言之，微小结节既难以准确定性，其风险也极低。参照风险模型，这类结节一年内无须复查，可与年度体检同步进行。因此，检查报告上的微小结节不必过于紧张。

如何评估肺结节的风险大小

肺结节在病理上可以是良性，也可以是恶性。不同表现的肺结节具有不同的风险。这里所谓的风险，是指结节是否对患者的生命产生影响及其影响程度。从病理学角度来看，侵袭性可以是一个比较好的风险指标。

磨玻璃肺结节风险相对较低，可以通过大小和密度进行有效评估。边界清楚、轮廓饱满的磨玻璃结节，绝大多数属于肿瘤性质，包括从不典型腺瘤样增生（AAH）到原位腺癌（AIS）、微小侵袭性腺癌（MIA）再到浸润性腺癌（IAC）的演变过程。其中，直径≤5 mm的典型纯磨玻璃结节多数是AAH，直径为5～10 mm的常常是AIS。这两类目前合称侵袭前病变或前驱病变，也就是没有侵袭性，生物学行为上良性，基本没有风险。直径在10～15 mm的磨玻璃结节则以MIA为主，此时开始有侵袭性，即开始有风险了。因为风险相对较低，基本可以通过手术治愈，所以更建议在诊断MIA时手术。直径＞15 mm的纯磨玻璃结节，风险逐渐增加，侵袭性腺癌的可能性也逐渐升高，但总体治愈率还是非常好的。相比于纯磨玻璃结节，混合磨玻璃结节是肿瘤的概率要低一些，但一旦是肿瘤，则风险更大，侵袭可能性也更高，需要更早明确诊断。

实性结节的情况明显不同于磨玻璃结节，情况也要复杂得多，其中 2 条重要信息要优先关注：①随访 2 年无变化，高度明确良性，实践中可以认为是良性（近百分百）；②典型良性型钙化或很明显的钙化可作为良性依据，但斑点状钙化除外。

以外，所有检出的实性结节都列入"不确定的（indeterminate）结节"。判断实性结节的良恶性要借助于"有罪推定"思维。也就是说，检出一个实性结节，首先假定其为恶性，然后寻找证据去否定这个假设。若不能否定，那么就不能排除恶性。实性结节的风险大小首先看肺结节的大小，然后根据形态边缘特征以及其他如增强特征等来进一步判断。如前所述，微小的实性结节难以直接评估，只能通过随访来确定；直径为 6～8 mm 的实性结节大多数也是通过随访来判断的，但随访的时间间隔应比微小结节更短；直径＞8 mm 的实性结节则可通过 CT、MRI 以及 PET 等手段进行定性、定量诊断。由于这类结节的判断有一定的复杂性，建议由专业人员进行有效的良恶性判断。

32

什么是肺结节的靶扫描

靶扫描的技术要点包括：采用较小的扫描视野（靶视野），同时保持矩阵不变或增大。其目标是提高图像的空间分辨率。因为图像像素＝靶视野/矩阵（矩阵通常不变），靶视野缩小意味着像素会相应缩小。在实际应用中，应充分利用相关技术参数：在深吸气末扫描，层厚尽可能小，通过低通滤过函数提高对比分辨率，并进一步缩小重建视野以减小显示像素。总之，靶扫描显著提高了局部结构的细节显示效果，适合肺部小病灶尤其是小结节的检查与诊断。在现代多层 CT 条件下，靶扫描的应用既方便又广泛。

靶扫描的缺点是不能全肺观察，只能在"靶"范围观察。在实际应用中，常规肺部扫描"全而不精"，靶扫描"精而不全"，两者合用可以完美解决问题。

33

1024 扫描是一种怎样的技术

"1024 扫描"或"1024 矩阵高分辨率 CT 靶扫描"是一种主要针对磨玻璃结节的高级靶扫描技术，文献中称为"Protocol G"。这项技术由上海新华医院首创，是一种创新的靶扫描套餐技术。该技术的特色包括三方面：一是充分利用了1024 矩阵加小视野，提高了空间分辨率，利用低通滤过和迭代算法提高了对比分辨率，即充分利用了现代 CT 的技术优势；二是创造性地利用生理通气辅助技术，提高了结构分辨率，尽可能地显示病灶细节；三是充分利用数字图像处理的优势，达成了合理的图像组合，进一步凸显病变特征。

该技术直观的效果是像素更小、分辨率更高。扫描矩阵为1024×1024，小视野 250 mm（重建视野更小），采集像素大小约为 0.24 mm（250/1024），是常规扫描的像素（约 0.98 mm，500/512）的四分之一，而重建像素甚至可以到达 0.1 mm。由于结构分辨率的显著提升，磨玻璃结节因充气更佳而显得"增大"，平均较常规增大约 2 mm，而对比那些吸气不佳者则显得更大。大量的实践证明，该技术具有超高的有效性，因此得以广泛应用。

34

胸部 X 线摄片能及时发现肺结节吗

目前，胸片仍是国内筛查肺癌的常用方法，其优点是经济、方便，通常采用胸部正侧位摄片。从理论上说，在胸片上可发现直径≥10 mm 的肺内非钙化小结节，但由于胸部解剖结构重叠、密度分辨率较低等因素的限制，其在筛查肺癌时的敏感度和特异度都较低，磨玻璃结节几乎无法在胸片上显示。20 世纪末的数据显示，胸片筛查对降低肺癌病死率并无帮助。而 21 世纪初的低剂量计算机体层摄影（LDCT）筛查显示，其可将肺癌病死率降低约 20%。从目前的纯科学研究看，胸片不适合用于肺癌筛查。

如果做了胸片筛查，需注意以下几个问题：胸片显示的肺结节不一定就是真的肺结节；胸片结果正常，严格讲属于"胸片未见异常"，而不是确定正常。如果有其他怀疑证据，不应仅依赖胸片来排查肺癌；若胸片发现可疑病变，仍需通过 CT 检查来明确诊断。

35

低剂量计算机体层摄影筛查的价值是什么

美国国家肺癌筛查试验（NLST）总共筛查了 53 456 名吸烟者，并将其随机分为 X 线胸片组和低剂量 CT 组。经过数十年的随访检查证实，采用低剂量 CT 进行肺癌筛查可以明显降低肺癌的病死率，降幅超过达 20%。这一结果表明，低剂量 CT 在早期肺癌筛查中具有明显优势。美国于 2014 年正式将低剂量计算机体层摄影（LDCT）肺癌筛查纳入医保。

在日本一项针对 40～70 岁无症状人群（共 5 483 人，其中吸烟者 2 954 名，不吸烟者 2 529 名）LDCT 肺癌筛查研究中，肺癌检出率为 0.41%，表明 LDCT 对肺癌的检出率是胸片检出率（0.05%）的 8 倍，最小的肺癌直径仅 6 mm。Henschke 等在 ELCAP 方案中对 1 000 名 60 岁以上的无症状吸烟者进行筛查，肺癌检出率为 2.7%。研究表明，由于肿瘤大小及病理类型不同，CT 检出的肿瘤中仅 49% 可在胸片上显示；当肿瘤直径≤10 mm 时，仅有 18% 在胸片上可见；而呈磨玻璃结节的肿瘤则无法在胸片上显示。

基于上述研究证据，目前普遍认为 LDCT 是肺癌早期筛查的最佳手段。最新证据显示，年轻人肺癌发病率有明显升高趋势，继而提出"低龄低频"LDCT 筛查策略，即低年龄也需要筛查，但频率不能高。

需要注意的是，LDCT 不是一种单一技术，其效能受到多种因素的影响，包括低剂量的程度、扫描层厚、受检者的呼吸配合等。一项良好的"早期肺癌 LDCT 筛查"需要具备良好的设备、合格的检查人员、合理的技术参数，以及受检者的有效配合（比如深吸气末屏气扫描，如果吸气不足有可能产生假象）。

36

CT 报告写 IM30 是指结节大小吗

"IM 30"是一个放射影像学术语，表示这是该 CT 扫描序列中的第 30 幅图像，结节就在这幅图像上。

（1）IM 的含义。IM 是"image"的缩写，代表 CT 扫描中的图像层数。CT 检查会对身体进行多层扫描（通常每层厚度 1～5 mm），每层图像都有一个编号（如 IM1、IM2、IM30 等），方便医生定位病灶的位置。

（2）IM30 的作用。①定位结节的位置：帮助医生快速找到病灶所在层面；②辅助诊断：医生通过 IM 编号对比不同时间点的 CT 影像（如复查时），可以追踪结节的变化（如增大、缩小或形态改变）。

（3）结节大小的描述方式：通常通过长径、短径或最大横截面直径来表述（例如"结节直径约 5 mm"）。部分报告可能用层厚（slice thickness，SE）或结节体积来辅助描述，但 IM 后的数字（如 IM30）不直接表示结节的大小。

（4）IM 编号的临床意义。①防止漏诊：在多层扫描中，IM 编号能精准定位结节，避免医生遗漏微小病灶。②动态观察：通过对比不同时间点的 IM 编号对应的结节特征，医生可以评估结节的生长速度或性质变化。

因此，如果 CT 报告标注了 IM30，意味着结节位于第 30

层图像上，但不能直接推断结节的大小。需要查看报告中是否有明确的尺寸描述（如"直径××mm"）或结合其他参数（如 CT 值、形态描述）综合判断。建议将完整报告交给医生解读，以获得准确的诊断和治疗建议。

37

怎样区分良性和恶性肺结节

严格地讲，这是一个非常专业的问题，应该由专业人员来判断，而不是让患者自行了解。因此，建议在这种情况下咨询专业人员。

一般来说，对于实性结节，明显块状钙化灶、含脂肪组织、边缘光滑光整、增强扫描后无强化或 CT 值增加＜15 HU 等表现，高度提示良性；边界清楚而不规则甚至分叶状，边缘有毛刺表现，内部有空泡征，增强扫描后有明显强化，肺门侧有血管集中表现，则提示恶性。对于磨玻璃结节，只要是持续存在 3 个月以上，就需要考虑肿瘤的可能性。

38

PET/CT 筛查肺癌的效果如何

正电子发射计算机体层扫描（PET）采用正电子核素作为示踪剂，通过分析病灶部位对示踪剂的摄取情况，评估病灶的功能代谢状态，探查局部组织代谢异常，从而对疾病做出准确诊断。PET/CT结合了PET和CT的各自优点，有助于肺癌的诊断和分期。目前采用标准摄取值（SUV值）来辅助鉴别病变的良恶性。PET检查的阴性预测值较高，可达92%～96%，特异性也较强，在检测淋巴结及全身其他部位转移方面具有优势，有助于治疗前准确分期。

需要注意一些可能出现的假阴性情况：①病灶太小，不容易出现阳性，如直径＜12 mm的病灶，其SUV值相对较低，常常达不到阳性诊断标准；②磨玻璃结节一般都是阴性；③一些活动性炎症常呈阳性表现，如结核、炎性假瘤、肉芽肿、尘肺阴影等病变（因糖代谢水平相对较高之故）。

PET/CT的检查费用高，且辐射也相对较大，不适于临床广泛应用。对于磨玻璃结节，通常没有必要做这项检查。而对于常规诊断困难的实性结节，以及需要准确分期的情况，则PET/CT检查较为适用。

39

MRI 能定性肺结节的诊断吗

在肺部病变的检查中，磁共振成像（MRI）的检查效果明显不如 CT，尤其是在检查弥漫性间质性疾病和磨玻璃结节时。但在一些特定情况下，MRI 也有自己的优势，例如在实性结节/肿块、淋巴结、近胸壁等边缘的病变检查中，MRI 有其独特价值。

在肺结节定性诊断中，对于直径≥8 mm 的实性肺结节，如果 CT 诊断困难，可以做 MRI 检查。目前推荐的检查组合包括：

（1）T_2 加权成像（T_2WI）：主要用于观察组织中的水分。

（2）弥散加权成像（DWI）：弥散受限提示恶性肿瘤，要求使用 b 值＞500。

（3）增强扫描：可以多次采集动态观察，也可以从多维度采集观察。

MRI 在肺结节检查中的优势在于对比分辨率高于 CT，增强扫描更敏感，且反复采集无辐射。对于实性肺结节，MRI 是一种非常有用的检查手段，CT 靶扫描（提供高空间分辨率）＋MRI 三件套（如上述，主要提供高对比分辨率），值得在临床中推广应用。

40

血液中的肺癌标志物有哪些

生物标志物一般是指可供客观测量和评价的一个普通生理和病理或治疗过程中的某种特征性的生化指标，通过对它的测定可以获知机体当前所处的生物学过程中的进程。检查疾病特异性的生物标志物，可能有助于疾病的鉴定、早期诊断、预防及治疗过程中的监控。肺癌的生物标志物主要分为肿瘤相关性抗原、酶类和分子生物学标志物。以下是临床常见的肺癌生物标志物。

1. 相关性抗原

（1）癌胚抗原（CEA）：是最具特异性的癌胚蛋白之一，也是目前应用最广的肿瘤标志物之一。40%～80%的肺癌患者可出现 CEA 升高，对腺癌的检测有较高的敏感度。血清 CEA 升高程度与癌病灶的广泛程度有关，其动态变化能反映患者对治疗的反应和预后。CEA 测量值进行性升高者常预示着预后不良，CEA 测量值下降后再升高者往往是肿瘤复发的标志。

（2）鳞状细胞癌相关抗原（SCC）：在肺鳞癌患者中，SCC 阳性率为 46%～90%。SCC 水平与肿瘤的分期呈正相关，其血清浓度随着病情的加重而升高。

（3）细胞角质蛋白 21 - 1 片段（CYFRA21 - 1）：在肺癌患者中，其阳性率为 50%～60%，对肺鳞癌检测的敏感度最高，阳性率为 60%～80%，其次是腺癌。

（4）癌抗原 125（CA125）：在非小细胞肺癌患者中可见升高，阳性率约为 44%。尤其在晚期患者中，CA125 升高通常预示预后差，阳性者分化差，易发生浸润和转移。若将 CA125 与 CYFRA21‐1、CEA、SCC、NSE 进行联合检测，肺癌诊断阳性率会更高。

2. 酶类

（1）神经元特异性烯醇化酶（NSE）：在肺癌患者中，NSE 阳性率为 60%～80%，而在非小细胞肺癌患者中阳性率＜20%。NSE 也是肺癌化疗效果观察随访的有效指标。对化疗有反应的患者，NSE 会下降；完全缓解的患者，NSE 可恢复至正常水平。

（2）谷胱甘肽‐S‐转移酶‐π（GST‐π）：在大部分肺癌患者中明显升高。此酶水平升高表明肿瘤对放化疗不敏感，预后差。

（3）芳烃羟化酶（AHH）：外周血淋巴细胞 AHH 活性显著升高对肺鳞癌的检测有较高的灵敏度及特异度（均在 80% 以上），可用于肺癌的临床诊断、病情监测和预后评估。

（4）端粒酶：在小细胞肺癌早期即可检测到升高，而在非小细胞肺癌患者中多见于中晚期。

3. 分子生物学标志物

（1）*P53* 基因：在肿瘤的发生中，*P53* 基因突变十分常见。在 90% 的小细胞肺癌患者组织标本中可检测到 *P53* 基因突变，非小细胞肺癌患者中约有 60% 存在突变。*P53* 基因突变常发生在肿瘤发生的早期。因此，若能及时获取标本将有助于早期诊断。*P53* 基因突变的患者通常对放化疗有不同程度的抵抗，也易发生肿瘤转移。因此，*P53* 基因突变可作为治疗效果和预后判定的指标。

（2）*KRAS* 基因：其突变主要见于非小细胞肺癌，约占20%，其中腺癌最多见，占腺癌的30%～50%。检测 *KRAS* 基因突变是评估肺癌（主要是腺癌）复发、判断预后的良好指标。有突变的患者往往预后差。与 *P53* 基因相似，*KRAS* 突变也多预示放化疗的疗效较差。目前，针对 *KRAS* 突变的在研靶向药物主要有安卓健（antroquinonol）和司美替尼（AZD6244）。其中，司美替尼主要作用于 *RAS* 基因下游调控因子 MEK1/2，而安卓健则直接作用于 RAS，为该通路中信息传递上游因子，调控整个 RAS 通路。

（3）*P16* 基因：由于 *P16* 基因的相对分子量比 *P53* 基因小得多，特异性更强，且易于标记，因此可作为非小细胞肺癌和其他肿瘤的标志物用于诊断和治疗。将合成的野生型 *P16* 基因替代突变型基因阻止肿瘤细胞生长，也为肺癌治疗提供了新途径。

（4）多药耐药（MDR）基因：MDR 基因编码的 P-糖蛋白（P-170）位于细胞膜上，具有药物泵作用，能够将进入细胞内的药物泵出细胞外而使细胞产生耐药，这种耐药针对多种药物。许多非小细胞肺癌初期和小细胞肺癌后期都会发生耐药性。例如，P-170 在未经治疗的非小细胞肺癌中的阳性表达率可达53.7%，而在未经治疗的小细胞肺癌中多不表达。MDR 阳性即表示肺癌耐药，而且为多药耐药。

值得注意的是，近年来肺癌 7 项抗体筛查在临床逐步开展。

这 7 种抗体分别是 MAG A1、SOX2、p53、GAGE7、PGP9.5、CAGE、GBU4-5。目前的研究表明，这 7 种抗体在一期和二期肺癌患者中具有高敏感度（62%和 59%），是我国首个获批的肺小结节血液辅助检测项目。

第二章　肺结节的诊断与风险评估

41

肺结节活检的方法有哪些

肺结节通常需要通过活检来明确其性质。肺结节活检的方法包括肺结节穿刺活检和手术切除活检等。肺结节穿刺活检主要用于 CT 等影像学检查高度怀疑为恶性的肺结节。根据肺结节的位置，可采用 CT 引导下经皮细针抽吸活检（FNAB）、经支气管超声引导针吸活检（EBUS‐TBNA）、电磁导航支气管镜肺活检（ENB‐TBLB）等多种方式。

CT 引导下经皮细针抽吸活检是通过 CT 影像扫描引导，将活检针经皮肤穿刺至肺结节组织，取出部分结节组织进行病理学检查以明确诊断。一般而言，直径＞20 mm、靠近肺叶边缘的肺结节更容易穿刺取样。这种方法的穿刺诊断率高达95%左右，损伤也比较小，但不足之处在于可能因刺破肺而出现气胸，或因穿破血管引起出血等。因此，穿刺活检后要注意是否有胸痛、呼吸困难、心悸等不适症状。经支气管超声引导针吸活检则是在气管镜和气管超声的辅助下对肺结节进行穿刺活检，对靠近气管的肺结节诊断效果较好，其敏感度和特异度分别接近75%和100%。

电磁导航支气管镜肺活检是将电磁导航联合 CT 图像和气管镜进行肺结节穿刺的技术，目前临床上应用相对较少。

手术活检主要用于无法进行穿刺活检或穿刺失败，且高度怀疑为恶性的肺结节。目前最常用的方法是在电视胸腔镜辅助下进行肺楔形切除活检。此外，还有开胸手术活检和纵隔镜手术活检等方法，但这些方法创伤相对较大，选择时需要更为谨慎。

42

哪些肺结节患者需要做肺穿刺活检术

若结节测量直径＞8 mm，一旦在定期随访中逐渐增大，但结合临床证据、影像学检查结果等仍无法明确肺结节性质时，可采用肺穿刺活检术进行病理学检查以明确肺结节性质。这一技术手段的优点在于通过较小的创伤取材肺结节标本明确病理，但如果患者有严重的肺功能障碍、明显的出血倾向，或患有严重肺动脉高压、肺囊肿，以及近期有心肌梗死或处于活动性肺结核期，则可能在穿刺时发生出血、气胸、感染等严重并发症。因此，这类患者不适合行肺穿刺活检术。

由于肺结节过小、标本污染或穿刺经验不足等因素，肺穿刺活检仍有一定比例的假阴性率。必要时，可多次进针穿刺或改变进针平面等方式进行调整。对于靠近气管的肺结节，可考虑进行气管内超声引导针吸活检。若仍无法通过肺穿刺活检明确诊断，则需结合患者病情，考虑是否需要进一步在胸腔镜下进行活检。

43

为什么说病理结果是诊断肺结节性质的"金标准"

病理诊断是对手术切除或解剖取出的肿瘤标本进行固定染色后，在显微镜下进行组织学检查以明确疾病的性质。更多情况下是在患者的器官组织上，治疗前通过钳取、切除或切取等方法取得肿瘤组织，经固定染色后在显微镜下进行病理诊断。尽管影像学技术飞速发展，但病理诊断仍然是肿瘤检查中最可靠的方法，被誉为"金标准"，也是疾病的最终诊断依据。病理诊断比临床上根据病史、症状和体征等做出的分析性诊断（常有多个诊断或可能性诊断）以及利用各种影像学手段（如超声波、X 射线、CT、MRI 等）做出的诊断更具客观性和准确性。

44

荧光标记定位肺结节有哪些优点

肺结节的术中定位是胸腔镜微创手术成功的关键，一直以来是临床面临的难题。由于肺结节体积小、密度较低、质地柔软，有的位置较深，或位于肺段之间，或靠近肺门，这些特点给手术方式的选择带来一定的困难。目前常用的定位方法有：解剖定位法、穿刺针定位法以及注射药物定位法，后者包括应用亚甲蓝、碘油、吲哚菁绿（indocyanine green，ICG）等于术前在 CT 引导下穿刺定位。

目前临床上广泛使用 ICG 荧光定位技术，是利用荧光显影剂吸收红外光后释放不同波长的荧光特性，通过特殊荧光镜头捕捉荧光信号，实现在屏幕上实时显像的技术。胸外科常用的荧光剂就是 ICG，该技术已广泛用于多个临床科室。ICG 荧光剂的技术优势如下。①实时显影：注射荧光剂可在 5～50 s 内静脉显影。②操作便捷：可以血管内注入，也可以腔内注入，CT引导下胸腔内肺穿刺注入。③安全性高：ICG 目前应用广泛，未见中毒或其他安全事故报告。④费用低：单支 ICG 的价格仅人民币 100 余元。

胸外科 ICG 荧光定位分为两种：一种是术前定位，可通过CT 或电磁导航技术精准定位肺结节；另一种是术中定位，通过离断肺动静脉，实现肺段结节的正向或反向显影。

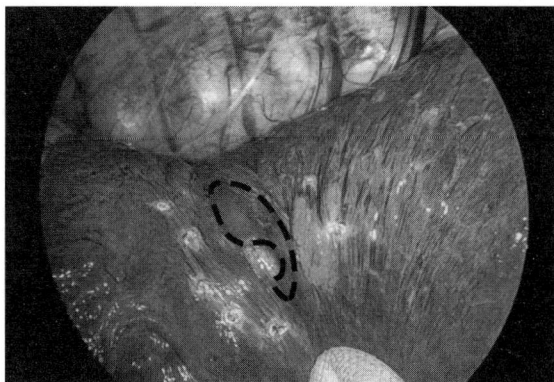

荧光标记定位肺结节（虚线所示区域为荧光显像）

45

什么是不典型增生、原位癌、微浸润癌和浸润性癌

肺癌患者手术切除后看着病理单上的不典型增生、原位癌、微浸润或者浸润性癌总是疑惑，这几种病理名称到底是什么意思？

肺腺癌是肺癌中最常见的类型，其发病率已超越肺鳞癌，位居肺癌首位。近年来，越来越多的年轻人在体检中发现了肺结节，磨玻璃结节手术切除后病理类型多为肺腺癌。为了协助临床医生更好地制订治疗方案，病理科医师通常将手术后的病理分为不典型腺瘤样增生、原位癌、微浸润性腺癌和浸润性腺癌。

这四种类型是肺腺癌细胞发育的不同阶段。不典型增生属于癌前病变，仅表现为肺泡上皮细胞的不典型局限性增生，不能称之为"癌"；当肺泡上皮细胞的不典型局限增生继续发展，会进入下一阶段，这时肺泡腔内出现了癌细胞，但是非常局限，都在肺泡腔内，并无间质浸润，此时被称为原位癌；当原位癌继续发展，突破了基底膜并超出肺泡腔，便成为微浸润性腺癌。此时，癌细胞开始侵犯周围组织，只是破坏力较小，一般多局限于 5 mm 之内，虽然对间质及血管有侵犯，原位癌和微浸润性腺癌均不具有很强的生物学行为，但建议对后者尽早进行手

术干预。微浸润性腺癌进一步发展后，其对周围组织的浸润超过了5 mm，由于有了相对丰富的血管供应，肿瘤迅速增长，不仅体积逐渐增大，还有可能发生远处转移。浸润性腺癌包括5种常见类型和一些特殊类型。常见类型包括贴壁型、腺泡型、实性型、乳头型、微乳头型，特殊类型包括黏膜性、肠型等，每种类型的恶性程度不同。因此，在看到病理报告时，需要仔细听主治医师的病例分析，决定下一步的治疗方案。

46

恶性肺结节有哪些病理类型

按照肺癌分类，恶性肺结节主要包括小细胞癌、非小细胞癌、肺转移瘤、恶性肺泡细胞瘤等。非小细胞癌又分为鳞状细胞癌、大细胞癌、腺癌和腺鳞癌。腺癌的划分则参照前文所述，从不典型增生到浸润性腺癌。

具体的病理分型需要活检后，由病理科进行石蜡切片和免疫组织化学检测后得出结论。病理类型决定患者的进一步治疗以及预后。

47

浸润性腺癌的分型有什么意义

肺腺癌的国际多学科分类（以下简称"新分类"）由临床、放射、分子生物学及病理多学科共同参与制定。它结合了近年来肺腺癌各方面的最新进展，对肺腺癌的分类进行了重大改进，可以说是肺癌研究史上的一次革命。

在新分类中，浸润性腺癌被分为以鳞屑样、腺泡样、乳头状、实性生长方式为主的亚型，新增"微乳头状生长方式"这一亚型。由于微乳头状生长方式与较差的预后密切相关，因此被特别列为一个特殊亚型。

浸润性腺癌和浸润性腺癌变异型的分类

浸润性腺癌
以鳞屑样生长方式为主（浸润＞5 mm） 以腺泡样生长方式为主 以乳头状生长方式为主 以微乳头状生长方式为主 以实性生长方式为主，伴黏蛋白的产生
浸润性腺癌变异型
浸润性黏液型腺癌 胶样型腺癌 胎儿型腺癌（低级别、高级别） 肠型腺癌

浸润性腺癌为形态学或免疫组织化学上具有腺样分化的证据。常见亚型包括贴壁型、腺泡型、乳头型、微乳头型和实体型，常为多个亚型混合存在。病理诊断时，会按照各亚型所占比例从高至低依次列出，各种亚型所占比例以5%为增量单位。对于直径＞30 mm的非黏液型纯贴壁生长的肺腺癌，应诊断为贴壁型浸润性非黏液腺癌。

在浸润性腺癌常见亚型中，贴壁为主型和腺泡型的预后较好。其中贴壁为主型的预后最佳，Ⅰ期贴壁为主型的5年无复发生存率达90%，腺泡型的预后次之，乳头型的预后中等，微乳头型和实体型预后最差。最近研究显示，以微乳头状为主的腺癌具有较强的侵袭行为，易发生早期转移。

早期浸润性非黏液性腺癌的分级方案由国际肺癌研究协会病理委员会提出。根据腺癌中占优势的组织学类型以及高级别结构的占比，将其分为3级：1级为高分化，2级为中分化，3级为低分化。具体分级标准如下。①高分化：贴壁为主型且无高级别成分，或伴有＜20%高级别成分；②中分化：腺泡或乳头为主型且无高级别成分，或伴有＜20%高级别成分；③低分化：任何组织学类型腺癌伴有≥20%的高级别成分。高级别结构包括实体型、微乳头型、筛孔、复杂腺体结构（即融合腺体或单个细胞在促结缔组织增生的间质中浸润）。在预后方面，高分化的预后最佳，中分化次之，低分化的预后最差。

浸润性腺癌变异型临床相对少见，主要包括浸润性黏液腺癌、胶样腺癌、胎儿型腺癌和肠型腺癌。黏液腺癌患者临床常有咳嗽、咳痰，痰液多为白色泡沫状，临床上常常误诊为感染，反复使用抗生素无效。影像学检查显示病灶范围广泛，但与患者的临床症状严重程度不匹配，此时应高度警惕黏液腺癌的可能性。

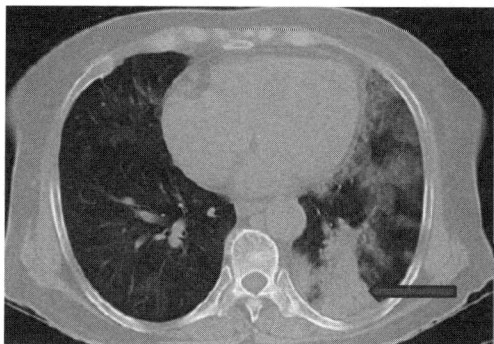

黏液腺癌（如箭头所示）CT 图像

48

恶性肺结节临床上如何分期

　　准确分期是选择治疗方案和判断预后的关键因素。肺癌分期主要描述癌细胞的扩散程度。通俗地讲，肺癌患者的治疗和预后（存活可能性）在很大程度上取决于癌症的分期。例如，某期的肺癌可能最适合手术治疗，而某期的肺癌则可能更适合辅助治疗或姑息治疗等。

　　目前肿瘤分期主要分为临床分期（cTNM）和病理分期（pTNM）。临床分期主要依据相关检查进行评估，例如 CT、MRI、骨扫描、支气管镜或纵隔镜组织学或细胞学检查、超声检查、PET/CT 等，这些检查可用于肺癌的临床分期。根据分期结果，可判断患者是否具有手术指征及选择合适的治疗方案。

　　病理分期是对临床分期的进一步确认。如果临床分期与病理分期有差异，则以病理分期为准。病理分期确定了肿瘤的侵袭范围，是制订术后治疗方案的基础。如果病理检查发现肿瘤侵及淋巴结、邻近器官等，提示术后容易出现局部复发或远处转移，因此通常会考虑术后加用化疗、靶向治疗、放疗、免疫治疗等。此外，根据病理分期的结果，还可以大致推断治愈率的高低，并据此为患者制订相应的治疗后随访方案。

　　肺癌 TNM 分期方法自 1974 年被美国癌症联合会（AJCC）和国际抗癌联盟（UICC）采用以来，已在临床实践中广泛应用。目前临床上使用的是国际肺癌研究学会（IASLC）于 2017 年颁布实施的第 8 版 TNM 分期。

T 分期

Tx：未发现原发肿瘤，或者通过痰细胞学或支气管灌洗发现癌细胞，但影像学及支气管镜无法发现。

T0：无原发肿瘤的证据。

Tis：原位癌。

T1：肿瘤最大径≤3 cm，周围包绕肺组织及脏层胸膜，支气管镜见肿瘤侵及叶支气管，未侵及主支气管。

  T1a：肿瘤最大径≤1 cm。

  T1b：肿瘤最大径 1～2 cm（不含 1 cm）。

  T1c：肿瘤最大径 2～3 cm（不含 2 cm）。

T2：肿瘤最大径 3～5 cm（不含 3 cm）；侵犯主支气管（不常见的表浅扩散型肿瘤，不论体积大小，侵犯限于支气管壁时，虽可能侵犯主支气管，仍为 T1），但未侵及隆突；侵及脏胸膜；有阻塞性肺炎或者部分肺不张。符合以上任何一个条件即归为 T2。

  T2a：肿瘤最大径 3～4 cm（不含 3 cm）。

  T2b：肿瘤最大径 4～5 cm（不含 4 cm）。

T3：肿瘤最大径 5～7 cm（不含 5 cm）。直接侵犯以下任何一个器官，包括胸壁（包含肺上沟瘤）、膈神经、心包；全肺肺不张肺炎；同一肺叶出现孤立性癌结节。符合以上任何一个条件即归为 T3。

T4：肿瘤最大径＞7 cm；无论大小，侵及以下任何一个器官，包括纵隔、心脏、大血管、隆突、喉返神经、主气管、食管、椎体、膈肌；同侧不同肺叶内孤立癌结节。

N 分期

Nx：区域淋巴结无法评估。

N0：区域淋巴结转移。

N1：同侧支气管周围及（或）同侧肺门淋巴结以及肺内淋巴结有转移，包括直接侵犯而累的。

N2：同侧纵隔内及（或）隆突下淋巴结转移。

N3：对侧纵隔、对侧肺门、同侧或对侧前斜角肌及锁骨上淋巴结转移。

M 分期

Mx：远处转移不能被判定。

M0：没有远处转移。

M1：远处转移。

M1a：局限于胸腔内，包括胸膜播散（恶性胸腔积液、心包积液或胸膜结节）以及对侧肺叶出现癌结节（许多肺癌胸腔积液是由肿瘤引起的，少数患者胸液多次细胞学检查阴性，既不是血性也不是渗液，如果各种因素和临床判断认为渗液与肿瘤无关，那么不应该把胸腔积液纳入分期因素）。

M1b：远处器官单发转移灶。

M1c：多个或单个器官多处转移。

　　非小细胞肺癌和小细胞肺癌在专业分期系统中稍有不同，但为了便于交流，最终均可被汇总为0～Ⅳ期。

　　0期和Ⅰ期预后最好，治愈率最高。而Ⅳ期就是通常说的晚期癌症，意味着癌细胞已经扩散并转移到其他组织或器官。对于Ⅳ期患者，虽然偶有奇迹发生，但现实目标应该是尽可能延长患者生命，提高其生存质量。

　　TNM 分期系统也有一定的局限性，比如分期数据采集的局限性、肺癌驱动基因状态及分子分型并未在分期中体现。此外，由于地域发展不平衡及样本量的限制，致使病例选择方面存在一定偏差。然而，应该看到，在 TNM 分期系统的指导规范下，在现代医学的帮助下，晚期肺癌患者实现长期高质量的带瘤生存，并不是天方夜谭。

49

为何贴近胸膜的恶性结节更要当心

胸膜是一层菲薄的浆膜，分为壁胸膜和脏胸膜，二者共同围成胸膜腔。覆盖于肺表面的胸膜称为脏胸膜或肺胸膜，它与肺实质结合紧密，不易分离。脏胸膜由肺丛的内脏感觉神经分布，主要为迷走神经和交感神经，对触摸和摩擦等机械性刺激及温度变化不敏感。

脏胸膜就像一层天然屏障或铠甲，保护着肺实质。肺结节的生长位置各异，有的靠近肺门，有的长在肺实质内部的中央区域，也有结节长在胸膜附近或直接累及胸膜。

对于影像学上贴近胸膜的结节，务必高度重视并保持警惕。一方面，结节贴近胸膜，身体却没有任何感觉，时间长了，恶性结节会悄无声息地靠近胸膜直至最后侵犯胸膜甚或突破胸膜，将癌细胞的种子撒到胸膜腔内，引起广泛的胸膜转移。在胸腔视野范围内，贴近胸膜的肺结节相对容易辨识。这一现象提示，此类肺结节突破脏胸膜可能只是时间早晚问题。

另一方面，恶性结节是否侵犯脏胸膜，对于肺癌的分期和后续治疗有着本质的区别。例如，一个小的肺结节，病理检查弹力纤维完整，提示未侵犯胸膜，那么分期属于ⅠA期，完整切除后不需要辅助治疗。但如果同样大小的结节，病理检查弹力纤维断裂，提示胸膜受侵犯，则分期至少为ⅠB期，且术后

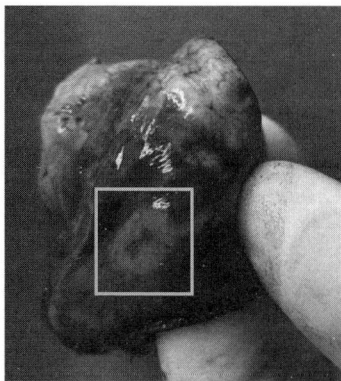

紧贴肺脏胸膜的恶性结节（框内所示）

需要辅助化疗。如果结节位于胸膜下且靠近血管或支气管，情况就更加危险，因为更容易发生转移。研究表明，胸膜下的结节，特别是位于肺中叶和下叶的结节，其肺内淋巴结转移的概率较大。因此，如果肺结节靠近胸膜，即使是纯磨玻璃结节，只要怀疑为恶性，也应积极进行诊断和治疗。

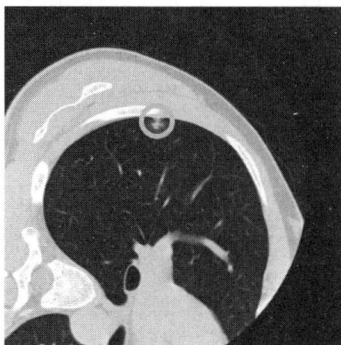

CT影像学检查（如圆圈所示为紧贴胸膜的恶性结节）

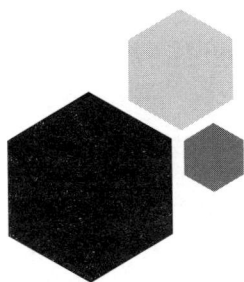

第三章
肺结节的手术治疗

50

肺结节的治疗方法有哪些？

　　体检发现肺结节后，是否需要治疗还应综合考虑多种因素，包括肺结节的良恶性可能、大小、密度、位置、形态，以及随访期间有无变化等。此外，还需结合患者心理因素进行权衡。不同大小和性质的结节，其治疗方法也会有所不同。

　　对于肺微小结节，年度随访复查即可。

　　对于需要治疗的肺结节，目前主要的治疗方法包括：外科手术治疗、射频消融治疗、氩氦刀治疗、放射性粒子植入治疗、化学药物治疗、生物靶向治疗、免疫治疗、放射治疗（尤其是立体定向放射治疗）、基因治疗、中医中药治疗等。在选择治疗方法时，需结合患者的具体情况进行个体化选择。对于一些复杂病例，还应通过多学科讨论来确定最合适的治疗方案。

51

肺结节能治愈吗

对于炎性结节，大多可以通过抗感染治疗等方式使其自行消散，通常无须手术。其他良性结节，如错构瘤、硬化性肺泡细胞瘤或机化性肺炎结节等，如果经过随访后临床评估，恶性仍不能完全排除的，可以通过微创手术切除小结节，以达到完全治愈的目的。

对于恶性肺结节，在目前的医疗水平下，若能排除转移，可以做到完整切除。术中根据需要进行纵隔淋巴结清扫等扩大根治范围。对于早期和极早期肺癌，目前可以通过胸腔镜微创手术达到完全治愈的目的。近年来，上海新华医院心胸外科紧跟国内外最新进展，采用国际先进的单孔胸腔镜微创手术技术，能够精准切除肺结节。手术仅利用一个长约 3 cm 的切口，即可完成肺段、肺叶、楔形切除等多种肺结节切除方式，以及淋巴结的采样或清扫。手术完毕后，采用美容缝合技术使切口更美观。

52

肺结节能用药物治疗吗

肺结节能否用药物治疗，需要结合其性质进行分析。部分肺结节可以给予药物治疗，而有些则可考虑进行试验性治疗。例如，由肺结核引起的良性肺结节可予抗结核药物治疗；由细菌或真菌引起的肺结节可予相应的抗细菌或抗真菌药物治疗。然而，对于肺动静脉瘘、炎性假瘤、错构瘤、硬化性肺泡细胞瘤等病变，通常需手术治疗，药物治疗无效。有的肺结节，尤其是磨玻璃结节，定期随访后仍难以明确是肺部感染还是肺癌的，可以考虑试验性抗感染药物治疗，并在短期内复查。如果试验性抗感染治疗后结节无明显缩小或变淡，建议积极手术切除，以免贻误治疗时机。

对于未手术的恶性结节，包括磨玻璃结节，目前国内有学者已在开展经批准的临床试验，在明确病理和进行分子生物学检测的基础上，采用生物靶向治疗（有相关肺癌基因突变）或免疫治疗（无相关肺癌基因突变）。部分结节在治疗后出现变小、变淡甚至消失的情况，但并非对所有患者或所有结节都有效，而且还面临伦理、药物不良反应、无效的肺结节后续是否受影响或受刺激进展等诸多问题。因此，目前这些治疗方法仅限于临床试验阶段，距离应用到恶性结节的标准治疗上还有很长的路要走。

53

哪些肺结节需要手术治疗

目前，越来越多的肺结节在体检时被查出，但发现肺结节并不意味着已经患上肺癌。肺结节本身包含的是很多差异极大的各种疾病的统称。90%以上的肺小结节均为良性或癌前病变，不需要临床干预，更不必进行外科手术，只需定期观察或每年体检随访即可。即使术后病理诊断为原位腺癌，部分病例在5年甚至10年内也可能不会有明显变化。对于转移性肺癌和表现为肺结节的晚期肿瘤，通常也不需要手术，可通过化疗、放疗、靶向治疗、免疫治疗等方式进行治疗。

以下情况则需要积极考虑手术治疗：

（1）影像学上非钙化的实性结节，若无典型良性结节（如错构瘤、胸膜旁结节）特征，直径>8 mm 或体积>300 mm³，结节边缘毛刺征、分叶征，周围有胸膜牵拉或胸膜凹陷，结节内有血管、气管穿过，则其恶性可能较大。目前，大多数学者认为，对于性质难以鉴别的肺孤立性实性小结节，应积极外科手术治疗。

（2）部分实性结节，若实性部分直径>5 mm，或实性面积占总面积的比例>25%，或肿瘤纵隔窗消失率<50%，则提示结节已呈浸润发展。

（3）对于纯磨玻璃结节，若结节直径>15 mm，存在支气管充气征、空泡征等，CT 值＞－472 HU，则提示结节恶性可能大，建议积极手术切除，尤其是紧贴胸膜的结节更应积极处理。上海新华医院独具特色的 1024 薄层高分辨率 CT 靶扫描技术如同一双慧眼，能够清晰呈现结节的影像特征，从而更有助于判断结节的性质。

（4）已经明确诊断为肺癌的结节，比如通过经皮肺结节穿刺或（磁导航）支气管镜活检找到癌细胞。

（5）在随访过程中，胸部 CT 检查发现肺结节逐渐增大，且生长速度加快。

（6）一些特殊感染的组织学诊断至关重要。为了选择合适的药物进行针对性治疗，有时还需要借助手术取得正确诊断。此外，肺结节是否需要手术治疗，还要结合患者的年龄、吸烟史、既往恶性肿瘤史、家族史、肺部合并疾病和职业接触史等进行综合评价。

总之，患者一旦发现肺部小结节，不必过度紧张，但也不能掉以轻心。建议积极前往胸外科、放射科等专科就诊咨询，必要时积极选择手术治疗。

54

肺结节术前定位的目的是什么

　　随着人们健康意识的提高和胸部 CT 检查的普及，肺结节的检出率不断增加。在很多情况下，肺结节只需观察、随访，无须特殊处理，但部分肺结节需外科手术治疗。

　　术前肺结节定位是精准医学的要求，也是手术成功的关键。如今，越来越多的肺小结节被发现，很多肺小结节密度较低或位置偏深，难以通过触摸确定其准确位置。通过术前定位，可以准确识别结节所在位置，拟定切除范围，减少不必要的肺组织损失。同时，还能在切除的肺组织内快速找到肺结节，避免出现切除了肺组织却找不到结节的情况。

55

肺结节的外科手术方式有哪些

肺结节首选治疗方式是胸腔镜下微创外科手术。只有特殊情况下，才会考虑采用胸腔镜辅助小切口手术或传统侧开胸手术等。

按手术切口区分，目前肺结节的手术切口包含三孔、单操作孔（两孔）、单孔等。国内还有专家坚持做四孔，目前的机器人手术一般也都采用四孔。虽然手术孔越多，医师操作越方便，但增加了手术切口即增加了创伤，所以多孔手术并不符合微创潮流和患者需求。近年来，随着单孔胸腔镜手术的顺利开展，单孔手术完全已可以满足肺结节手术的几乎所有术式。如果遇到操作困难、意外出血或胸腔致密粘连等情况，可以在单孔基础上很方便地改成两孔或三孔。因此，单孔手术越来越受到胸外科医生和病患的欢迎，很多外科医生将机器人的手术切口也往两孔或单孔方向改进，以适应需求和潮流。上海新华医院心胸外科常规开展单孔胸腔镜肺结节手术，并结合切口免拆线美容缝合，受到了病患的广泛好评。此外，手术切口除了肋间切口外，还可以选择剑突下切口。

按手术方式区分，目前肺结节的手术方式主要包括楔形切除、肺段切除、肺叶切除、支气管袖式切除、支气管肺动脉双袖式切除、全肺切除等。部分单位还开展电磁导航支气管镜肺

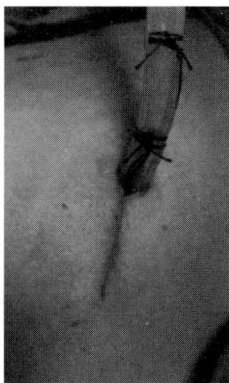

心胸外科单孔美容缝合（长约 3 cm）

结节消融与外科手术切除相结合的杂交手术。

　　按麻醉方式区分，目前肺结节的麻醉方式包括免气管插管麻醉和常规双腔气管插管麻醉。国内有少数单位开展针灸麻醉，但效果不稳定，开展单位极少，未得到推广。

56

肺内多发结节该怎么办

随着薄层 CT 技术的发展，肺部多发结节的检出率越来越高。通常这些结节的直径＜1 cm，这也是当前肺结节的一个主要特征。有些多发结节分布于不同的肺叶，有些甚至会出现在对侧肺部。由于影像学手段很难明确判断所有结节的性质，因此在临床上处理多发结节往往比较棘手。那么，遇到这种情况，应该怎么应对？多发结节患者的预后如何？手术治疗能否获益？面对多个病灶，究竟切除哪个病灶好呢？是否要把所有的病灶都切除呢？

多发肺结节的处理具有一定难度，需综合考虑多方面因素。除非证实是转移性肿瘤，否则应当积极对待及处理。大量临床研究发现，恶性结节周围常有数个良性小结节，并且这些小结节直径通常很小，提示其恶性概率很低。对于多发肺结节，目前建议进一步扫描评估，谨慎对待每个单独的结节，而不是武断地认为其他的结节是转移灶或良性病变。当发现肺部多发结节时，首先要确定主病灶的位置，即影像学上直径最大或恶性行为明显的结节：其次，明确实性成分＞50%的磨玻璃病灶。手术时优先切除主病灶，并尽可能把实性成分＞50%的磨玻璃病灶切除。对于其余恶性概率极低的小结节，可继续随访观察。

57

多发肺结节还能做手术吗

随着 CT 检查的普及，多发肺结节检出率明显增加，其诊断和处理经常困扰着医生和患者。很多肺结节以多发的形式出现，对于诊断为肺癌的患者，CT 扫描常常会发现多个更小的结节。这些结节会出现在同一肺叶、不同肺叶，甚至双侧肺部。面对这种情况，该如何选择最佳的诊断和治疗方案呢？是否适合手术呢？

对于多发肺结节，一是全面观察，谨慎对待每个单独的结节。在监测和管理主病灶的同时，也要对其余结节分别进行评估。二是重点分析，处理原则要基于危险度最高的结节，对主病灶的干预或手术应考虑其他可疑结节的进展和治疗的可能性。三是抓大放小，主病灶优先处理，兼顾次要病灶。结节少而大，可优先考虑手术；结节多且小，应以观察为主。四是相互协作，建立多学科讨论机制。以手术根治为主，尽量保留有功能的肺组织。对于年龄大、肺功能不良的患者，可以考虑立体定向放射治疗（SBRT）或消融治疗。

能否手术以及是否要手术，治疗决策主要依据：肺结节的影像学特征、术前诊断和分期，以及患者的风险因素。具体是否需要手术及手术怎么做，需由专业的胸外科医生结合影像检查结果，遵循相关指南规范，并结合每个患者的具体情况来评估。总体原则是：手术范围根据结节位置而定，优先切除主病灶，兼顾次要病灶；在符合肿瘤学原则的基础上，尽可能保留肺功能；同侧深部纯磨玻璃结节或对侧纯磨玻璃结节，不必同期手术切除；残留病灶需定期随访，如有进展根据情况再次手术；总的切除范围不超过 10 个肺段，不推荐全肺切除；纵隔淋巴结阳性者不建议手术治疗。

58

双侧肺结节是同期手术还是分期手术好

对于双侧多发肺结节的患者，如果影像学诊断高度怀疑恶性，或穿刺病理证实为肺癌，且均为原发早期肺癌，一般采用单侧胸腔镜手术切除。可以依据患者身体状况结合病灶特征，选择双侧肺叶或亚肺叶切除术（楔形切除或肺段切除），尽量保护患者的肺功能。

病例：

女●48岁●
右下肺15 mm
贴壁生长型浸润性腺癌
同期行右下肺后外基底段+左下肺背段切除

左下肺10 mm
微小侵袭性腺癌

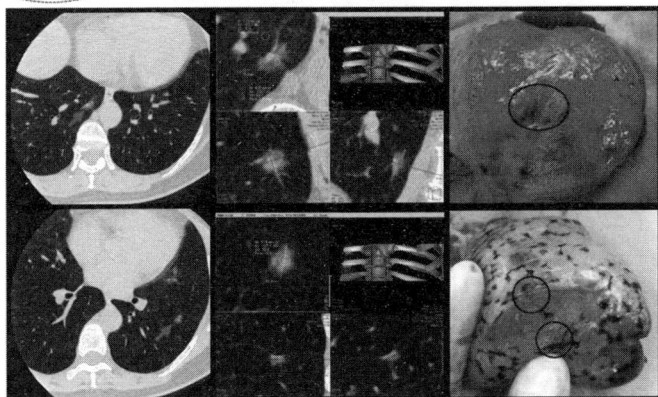

术前 CT 显示肺结节（圆圈内为手术切除标本所示肺结节）

手术方案可以选择同期手术，也可以考虑分期手术，两种手术方式各有利弊。同期手术即一次手术切除双侧病灶，虽然患者可以少经历一次手术痛苦，但手术风险增加很多，而且对患者的年龄、心肺功能和切除范围都有较高要求。分期手术看似多了一次手术，但安全性更高，可在第一次手术恢复后再进行第二次手术，两次手术间隔2～3个月。

59

胸腔镜手术有哪些优点

胸腔镜手术也称为电视辅助胸腔镜手术，是一种借助现代摄像技术和高科技手术器械，在胸壁上通过打孔或小切口完成胸内复杂手术的微创胸外科技术。完全胸腔镜手术仅需在胸壁上开1～3个1～2 cm的小孔。微小的医用摄像头将胸腔内的图像实时投射到显示屏幕上，相当于将医生的眼睛"放进"患者的胸腔内进行手术操作。手术视野可根据需要放大，显示细微的结构，比肉眼直视更为精准。所以，胸腔镜手术在手术视野的显露、病变细微结构的显现、手术切除范围的判断及安全性方面，均优于普通开胸手术。

胸腔镜技术作为胸外科的微创手术，可以对肺结节进行明确诊断，并可根据手术中的病理结果实施相应的手术治疗，比如肺楔形切除术、肺段切除术或肺叶切除术。胸腔镜手术的优点在于创伤小、疼痛轻、恢复快、住院时间短，手术过程类似于借助放大镜进行手术，病灶切除更为彻底。尤其对于高龄患者以及心肺功能较差的外周型肺结节患者，该技术具有明显优势。

60

胸腔镜微创手术治疗肺小结节有哪些术式

胸腔镜微创手术具有广阔的应用前景，目前已成为肺部结节患者的首选治疗方式。具体方法是在胸壁上做 2～3 个 1～2 cm 的小孔状切口，利用特殊胸腔镜下操作器械来完成手术。此外，还有其他手术方式，如微创小切口开胸手术（切口长 5～6 cm）、前外侧小切口手术、腋下小切口手术以及胸腔镜辅助小切口手术等。许多医疗机构逐步开展了机器人肺部微创手术和剑突下小切口胸腔镜肺结节手术等新技术。

胸腔镜下肺结节的微创手术根据切口可以分为多孔（3～4 个切口）、两孔（2 个切口）以及单孔（1 个切口）。具体手术方式包括肺楔形切除术、肺段切除术（淋巴结清扫术）、亚段切除术、联合肺段切除术、肺叶切除术（淋巴结清扫术）。此外，其他微创手术方式还包括肺叶联合肺段或楔形切除术、全肺切除术、支气管袖式切除术等。

61

单孔胸腔镜切除肺结节有哪些优势

随着电视胸腔镜手术的广泛应用以及人们对美好生活品质的追求，患者对切口的要求越来越高，希望切口更小、更隐蔽，甚至看不见切口，同时期望术后疼痛更轻或无痛。这些需求促使外科医生要努力做到微创、无痛、美容化。

单孔胸腔镜手术的优势在于：

（1）视野方面，直线视野保留了视觉纵深感，便于判断操作距离；矢状面的视野及从足至头的操作路径类似于开放手术。

（2）单孔胸腔镜手术只需一个直径 3 cm 左右的切口即可完成全部手术操作，胸腔镜的摄像头和手术器械均由该切口进入胸腔，仅涉及 1 个肋间，不使用套管，最大限度减少肋间神经损伤和胸壁损伤，从而减轻了术后切口疼痛和胸壁感觉异常。

62

单孔胸腔镜切除肺结节适用于哪些患者

传统的胸腔镜微创手术一般选择 2～3 个操作孔完成手术操作。随着技术的不断发展，单孔胸腔镜手术最早由意大利的 Migliore 于 1998 年开展。2011 年，Gonzalez 等首次报道了单孔胸腔镜肺叶切除手术。近年来，国内各大胸外科中心也逐步推广并开展单孔胸腔镜手术。

依据手术病变和部位不同，单孔胸腔镜可经肋间、剑突下、颈部、腋下、乳晕、脐旁等部位进行操作。单孔胸腔镜下能够完成绝大部分肺部手术，包括肺癌根治、肺段切除、楔形切除、全肺切除、袖式切除等。目前，单孔胸腔镜手术已在上海新华医院心胸外科常规开展。

63

单孔胸腔镜相对于传统手术
安全性和疗效怎么样

胸腔镜作为一种微创手术方式，相较于传统开胸手术，具有切口小、不损伤肋骨、术后住院时间短、疼痛减轻、伤口愈合快等明显优势。大量文献统计表明，在治疗肺癌方面，单孔胸腔镜手术在减轻手术创伤方面较传统多孔胸腔镜手术更具优势，患者依从性更好。但是两者在手术时间、术中出血量以及术后并发症发生率方面差别不大，且手术的安全性均较为可靠。当然，单孔胸腔镜需选择合适的手术指征，同时术后观察、护理、处理仍需谨慎对待，不可掉以轻心。

第三章　肺结节的手术治疗

64

剑突下单孔胸腔镜手术
适用于处理哪些肺结节

单孔胸腔镜手术通常是在第 4 或第 5 肋间做一个直径 3 cm 左右的切口。虽然属于微创手术，但不可避免地会对肋间神经造成压迫和损伤，导致术后切口部位出现长期麻木和疼痛。剑突位于胸骨最下端，此处切口可以巧妙避开对肋间神经的压迫和损伤。

剑突下单孔胸腔镜手术适用于以下患者：双侧周围型肺磨玻璃结节可做楔形切除者，以及单侧肺部结节可做肺叶或肺段切除者。经剑突下入路单孔胸腔镜手术需要严格选择适当病例，手术方式安全可行，能够缩短手术时间，减少手术创伤，且不增加术后并发症，有利于患者康复。

65

胸腔镜手术治疗肺结节的地位如何

胸腔镜微创手术可以将处于小结节期的早期肺癌消灭在萌芽期。手术过程中，可通过快速病理切片明确诊断，同时彻底切除病变肺小结节，一举两得。手术仅在侧胸壁留有 1～2 个 1～2 cm 的小伤口，创伤小、疼痛轻、恢复快，患者术后 3～5 天即可出院。对一些良性肺小结节病灶，如错构瘤、肉芽肿坏死、炎性假瘤等，胸腔镜微创手术也能明确诊断并彻底治愈。这不仅避免了患者因长期反复多次的 CT 复查而受到辐射损伤，同时也去除了肺小结节患者因恐惧癌症而背负的巨大心理负担。

66

胸腔粘连对肺结节手术有什么影响

　　胸膜粘连是指肺表面的脏层胸膜与胸壁内侧的壁层胸膜发生粘连。这种情况大多是由肺结核、胸膜炎以及胸部损伤后引发的。因为这些患者的胸膜腔内往往有渗出的积液，一旦积液中的纤维蛋白沉着在胸膜上，便可导致胸膜增厚，进而引发粘连。

　　胸膜粘连是临床工作中经常遇到的难题。过去，严重的胸膜粘连是胸腔镜手术的禁忌证。胸腔镜手术要求术中肺组织塌陷，但是胸膜粘连会阻碍肺塌陷，进而直接增加手术难度、影响手术视野、延长手术时间，并增加术中及术后出血风险。如今，随着胸外科医生手术技术的提高，绝大多数胸膜粘连都可以在胸腔镜下完成分离，并成功实施胸腔镜手术。

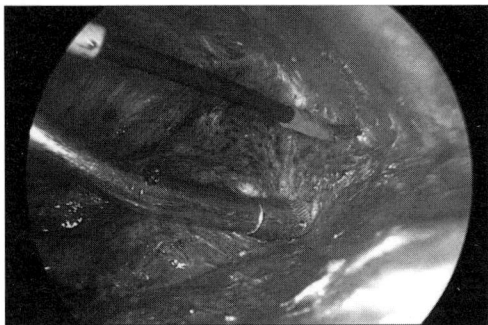

肺和胸壁粘连在一起，术前需要先分离粘连，才能进行下一步手术

67

胸腔镜肺结节手术为什么要全身麻醉

有人觉得肺结节的胸腔镜微创手术本身创伤较小，那为何要做全身麻醉呢？肺是胸腔内的重要脏器，不做全身麻醉进行手术是非常危险的。全身麻醉是为了保障患者术中安全以及确保胸腔镜手术的效果。在胸腔镜微创手术中，切除肺部小结节需要控制患者的呼吸，使手术一侧的肺组织萎陷，同时对另一侧的肺进行选择性通气，以维持术中身体的生理需要。因此，只有在全身麻醉的条件下，才能安全地完成手术。

胸腔镜肺结节手术前要做哪些检查

胸腔镜肺结节患者手术前的常规检查项目包括病史采集、体格检查、血液生化检查、血液肿瘤标志物检测、心电图、血气分析及肺功能测试，有条件的情况下可以做胸部高清 CT 扫描。对高龄患者，还需进行心脏超声检查。有脑部疾病史患者，必要时行头颅 CT 或 MRI 检查。一般肺结节患者入院前已行胸部动态高清 CT 扫描，入院后即开始术前准备。故术前检查及化验主要包括以下几方面：

（1）血液检查（必做）：血常规、凝血功能、血型、生化检查、输血前测试。

（2）心肺功能（必做）：检查通气和换气功能，评估心脏输出功能及瓣膜活动情况。

（3）心电图（必做）：通过心电图检查可诊断心律失常及各种心脏疾病引起的心脏形态变化。

（4）头部 MRI 或 CT 及腹部 B 超（必做）：用于排除头部及腹部脏器转移。

（5）胸部强化 CT（选做）：可显示病灶轮廓及内部结构，判断纵隔、肺门有无淋巴结肿大等情况。目前，多数肺结节患者入院前已行动态胸部高清 CT 扫描，故此检查并非必须。

（6）痰细胞学检查（选做）：脱落的癌细胞可随痰液咳出，

通过痰查找癌细胞是肺癌早期诊断的有效方法，阳性率可达80%以上。方法：晨起漱口后反复轻咳，再用力咳出肺深部的痰，每次送检痰量1～2口，连续3天。需要注意的是，痰必须是从肺部气管内咳出来的，唾液及鼻涕不能混入送检。

（7）支气管镜检查（选做）：对中央型肺癌的诊断阳性率较高，可直接观察局部组织的改变，并进行活检。送检的病理切片可以进行组织分型。术前须了解气管及支气管腔内情况。

（8）骨扫描（选做）：用于了解全身骨骼有无肿瘤转移。对于肺结节患者，此项非必做，是否选择需根据影像学的恶性倾向性来决定。

69

胸腔镜肺结节手术前需要做好哪些准备

胸腔镜肺结节患者手术前准备如下：

（1）呼吸训练：患者取坐位或半卧位，全身放松，深吸气后缓慢呼气。每天早、午、晚各做 30～50 次，以增加肺通气量。

（2）咳嗽训练：患者取坐位或半卧位，肩放松，上身前倾，深呼吸 2～3 次后尽可能深吸一口气，屏住呼吸 1～2 秒，将嘴与喉咙同时打开，胸腹部做最用力的咳嗽，咳嗽声从胸部震动而出。需要指出的是，术后有效咳嗽不会影响伤口愈合。为减轻咳嗽时牵拉伤口引起疼痛，可用手按压伤口。

（3）戒烟酒：戒烟至少 2 周以上，术前可选择性雾化吸入，以帮助排痰。

（4）心理准备：做好自我调整，可与亲友聊天、放松，将紧张情绪降至最低。与主管医生、主刀医生积极沟通，抓住每次对话机会，详细了解检查结果和手术安排。由于目前手术安排较为紧凑，故手术顺序可能会有调整。在这种情况下，更应当与医生沟通并积极配合，切不可因小事大发脾气。

术前一日准备如下：

（1）备皮：护士会根据手术方式，剃除术区的体毛，以预防切口感染。

（2）禁食：术前至少禁食 8 小时，禁饮 4 小时。

（3）配血：抽取静脉血 4～6 mL 送血库，以备术中用血需要。

（4）训练床上大小便：术后因携带胸腔闭式引流管，患者如厕不便，需在床上解决大小便。排便姿势的改变会影响大小便的排出，所以术前一日患者应备好便盆或便壶，练习在床上大小便，提前适应。

（5）灌肠（选择应用）：术前晚，护士会用甘油灌肠剂从肛门注入，帮助通便，预防术后腹胀。

（6）睡眠：保证良好睡眠，以良好的精神状态迎接手术。若自觉入睡困难，可服用安定片协助睡眠。

（7）进入手术室前患者应脱去一切自备衣裤，只穿干净的病服，取下眼镜、假牙、发夹、手表、首饰等交家属保管，如手镯不能脱下时需用绷带包扎好。

70

肺结节手术方案如何选择

对于经过综合判断确定需要手术的肺结节患者，首选胸腔镜下手术。术前制订手术方案时，需考虑肺结节的大小、部位、单发或多发，以及患者年龄、心肺功能等因素。

对于孤立性肺结节，若已行楔形切除或肺段切除，还需参考术中肺结节的快速冰冻病理结果，以决定是否要做进一步处理。若病理结果显示为良性病变，则手术结束；若为肺癌，如早期原位癌变或非典型腺瘤样病变，且手术切缘距离结节 2 cm 以上，或患者为高龄且心肺功能较差，则手术也可结束。对于浸润性甚至侵袭性肺癌，若患者身体条件允许，需行肺叶切除术并进行淋巴结清扫术。

对于双侧孤立性肺结节患者，如果术前判断均为恶性结节并且病理证实为肺癌，一般需分次手术。两次手术间隔时间应为 3 个月以上。如果肺功能不能耐受双侧肺叶切除术，可以依据患者的身体状况并结合术中病理切片结果，选择亚肺叶切除术（肺楔形切除或肺段切除术），以最大限度保留患者的肺功能。

对于双侧或单侧多发性甚至弥漫性肺结节患者，如果多发性结节集中在一个或两个肺叶，可以考虑肺叶切除或联合局部切除；若为双侧不同肺叶多发性肺结节，一般采用单侧胸腔镜手术楔形切除术以明确诊断，不建议也无法切除所有结节。总之，对肺结节的手术方案选择，原则上是最大限度切除病灶，同时最大限度保护患者的肺功能。

第三章 肺结节的手术治疗

71

术中如何确定肺结节的位置

肺结节的术中定位是手术成败的关键，一直以来是胸腔镜微创手术面临的难题。由于肺结节体积较小、密度较低、质地柔软，部分结节位置较深，或位于肺段之间，或靠近肺门，这给手术方式的选择带来一定的困难。目前常用的定位方法包括解剖定位法、穿刺定位法、注射药物定位法，以及一些新技术如磁导航等技术的应用等。

（1）解剖定位法：术前依据高清CT判断出肺结节位于肺叶的具体某一段，术中结合肺膨胀和肺萎陷的方法进一步确定，直接做肺楔形切除或肺段切除术。该方法应用较广泛，准确性高，但对术前CT影像的高清晰度及医生的读片水平有较高要求。

（2）穿刺定位法：术前在胸部CT引导下，经皮局麻下对肺结节进行定位穿刺，术中胸腔镜下找到穿刺留置线尾端后施行手术；也可以采用穿刺留置弹簧圈定位，效果与前者相似，准确率均较高。缺点是需要留置定位针在身体里，直到手术时取出。部分患者会感觉疼痛、不适，尤其是定位好以后等待手术时间较长的患者。另外，因为需要留置定位针在患者体内至术中取出，所以一般在手术前半小时左右定位，以免定位针留置时间过长，导致患者不适。该方法需影像科或介入科配合，术前准备时间较长，对患者有一定损伤，也可能出现血气胸等并发症。因此，在国内应用并不广泛，建议主要用于深部、密度较低且较小的肺结节。

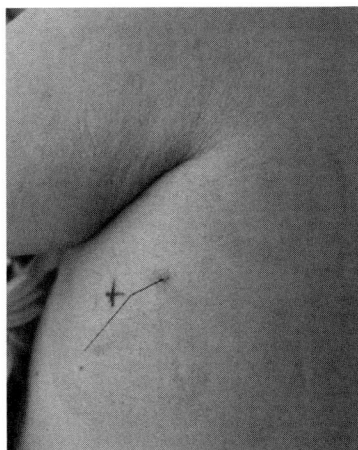

术前在 CT 引导下对肺结节进行穿刺定位，留置定位针，可以在皮肤表面看到定位

（3）注射药物定位法：可在术前 CT 引导下，通过穿刺将亚甲蓝、碘油及硬化剂、吲哚菁绿等药物注入肺结节进行定位。

（4）术中超声检测：对于检测密度较高的肺结节有一定准确率，但由于肺组织本身含有气体，会对超声有一定干扰。此外，目前经胸腔镜微创手术切口置入胸腔的小探头也有一定困难，且术中还需满足无菌要求。因此，该技术尚未在临床上得到广泛应用。

72

荧光定位法有哪些优点

荧光定位法是通过 CT 引导，在局麻下将带荧光的试剂注射到结节部位，然后使用荧光胸腔镜观察结节位置。目前使用较广泛的荧光试剂是吲哚菁绿。采用荧光定位法时，对设备有一定要求，需要医疗单位配备荧光腔镜。手术时切换到荧光模式，便于结节更好地显露。荧光定位法的优点在于无须在患者体内留置定位针，患者感受比较好、接受度高，而且可以提前定位，定位时间不仅仅局限于手术前半小时。上海新华医院心胸外科的经验是，用吲哚菁绿定位，最早可提前一周完成定位，手术时仍能观察到良好的定位效果。一般来说，荧光定位法对浅表的结节定位效果好，但对于深部结节，其定位效果不如定位针理想。

肺结节百问百答

73

什么是电磁导航支气管镜技术和 CAS-One 导航系统

电磁导航支气管镜（ENB）技术以及 CAS-One 导航系统，都是基于患者术前 CT 影像资料的点对点立体定向导航系统。其缺点是需要专门的电磁导航支气管镜或导航设备，费用昂贵；优点是可以实时检查结节位置。电磁导航设备类似于全球定位系统（GPS）定位，通过患者身下的电磁定位板和定位探头相配合，结合肺部的三维 CT 成像和虚拟支气管树，形成肺部的定位系统，进而引导操作医师快速、精准地到达外周支气管病灶。

74

什么是术中快速冰冻切片

术中快速冰冻切片是一种用于术中病理诊断的方法，也是免疫组织化学染色中最常用的一种切片方法，其最突出的优点是能够较完好地保存多种抗原的免疫活性，尤其是细胞表面抗原，更适合采用冰冻切片。通常，病理科医生能够在收到手术标本后约 15 分钟做出诊断，并立即告知手术医生，以便其在术中迅速做出下一步治疗决策。

快速冰冻切片主要用于下列几种情况：

（1）确定病变肿瘤的良恶性，决定手术方案。

（2）了解肿瘤有无播散到邻近淋巴结或脏器，以确定手术范围。

（3）帮助识别手术中某些意外情况，并确定可疑微小组织的性质。

（4）了解肿瘤性质和转移、浸润范围，可避免二次手术。

（5）获取新鲜组织，供激素受体测定、肿瘤药敏试验、电镜检查和分子生物学检查等特殊需要。

然而，冰冻时组织中水分易形成冰晶，会影响抗原定位。尤其在含水量多的组织中，即便恒冷箱使组织切片温度骤降，但冰晶仍可能小而多，对组织结构损害较大，增加了病理诊断的难度。所以术中冰冻切片诊断只能作为定性诊断，术后准确的病理结果仍需根据石蜡切片免疫组织化学染色进一步证实。在肺部结节手术中，快速冰冻结果决定了外科医生的进一步手术方案。如果在结节位置明确的情况下未能发现癌细胞，则手术就此结束；如果术中断定为原位癌、浸润性癌，则根据患者的年龄、全身状态等决定是否进行肺叶切除及淋巴结清扫。如果术中冰冻切缘提示发现癌细胞，则支气管切缘需要进一步修剪缝合，再次送冰冻病理检查，直至结果提示阴性为止。

75

术中冰冻病理结果对手术有影响吗

手术进展中遇到不确定因素时，外科医生希望通过术中冰冻病理检查确切了解组织病变性质，以便及时调整手术方案。术中冰冻病理是手术台上外科医生的指路灯。

病理诊断直接关系到手术台上的处理方案。对于一般的切除手术，若冰冻病理报告切缘阴性，则可宣告手术结束；若报告淋巴转移，就需要进一步扩大手术范围。国内外众多文献证明了术中冰冻病理检查能降低患者二次手术的概率。

随着外科技术的不断进步，外科医生愈来愈谨慎、科学地看待术中冰冻结果。甚至有观点认为，术中冰冻切片结果对手术决策并无明显影响。

在 2013 年 6 月《胸外科年鉴》（*The Annals of Thoracic Surgery*）上，美国埃默里大学医学院普胸外科的 Fernandez 博士回顾了胸外科协会数据库中 287 例接受肺叶切除术的非小细胞肺癌患者（2009—2011 年）的大数据。研究结果表明，在进行支气管残端冰冻切片的 270 例（94.1%）病例中，有 6 例（2.2%）支气管残端呈阳性，1 例（0.4%）为假阴性。然而，残端阳性并没有导致术中手术方式改变，原因包括：①无法忍受进一步切除术（$n = 5$）；②晚期疾病（$n = 1$）。支气管残端阳性在开放手术组的发生率（7%）显著高于胸腔镜手术组

（0.05%，$P<0.01$）。术中未进行冰冻切片检查的 17 例（5.9%）病例，其最终病理结果均未见残端阳性。同时该研究还认为，常规使用术中冰冻切片很少得到阳性结果，这也造成了改变手术方案的概率很低。

Fernandez 博士的观点呼吁外科医生无须过分依赖术中冰冻病理结果，更应全面考量患者术前、术中、术后诊断与治疗中的每一个环节及结果后再做决定。

对于肺结节的手术治疗，虽然多数不涉及转移或者切除范围不够等问题，但术中冰冻切片的结果至关重要，它决定了术中的手术方式。例如，术前影像学提示原位癌可能性大，且术中能够准确定位肺结节位置并成功切除，那么，如果冰冻结果得以证实，则无须进行标准淋巴结清扫。相反，如果冰冻切片提示浸润性或为浸润性可能，则手术方式可能变为肺癌根治术，包括肺叶切除加淋巴结清扫术。当然，冰冻切片结果也可能提示切除部分为良性或炎性结节，那么手术也将结束。

冰冻病理结果快速、直观，但其缺点也显而易见。例如，临床上常有术中冰冻病理结果提示为良性结节或不典型增生，但术后石蜡病理结果提示微浸润或浸润性腺癌的情况。因此，外科医生在制订手术策略时，需综合考虑影像学表现和术中冰冻病理结果，时时提醒自己冰冻病理结果出现误差的可能性。

76

肺结节的病理结果怎么看

肺结节术后的病理报告包括两种类型：快速冰冻病理报告和石蜡病理报告（包括免疫组织化学检测报告）。这里主要介绍正式石蜡病理报告的阅读与分析。

首先，核对患者的信息及手术时间。确认无误后，阅读病理报告中的大体所见，即描述所取标本的名称和大小。比如切取标本为右中肺组织一块，大小约 10 cm×8 cm×1 cm。然后，阅读病理诊断详细描述。肺结节病理结果大体上归为几大类：良性炎性增生、肺泡上皮不典型腺瘤样增生、原位癌、非小细胞癌（如鳞状细胞癌、腺癌、大细胞癌）以及小细胞癌。

一般来说，病理结果提示"炎性结节""非典型腺瘤样变""钙化结节"等，即表示切取标本中未发现明显癌细胞。若病理结果提示"局部癌变"或者"原位癌"，则提示为早期癌变。若明确提示为非小细胞癌或小细胞癌，即确诊为恶性肿瘤。

如果确定为恶性肿瘤，一般术中会进行标准的淋巴结清扫。临床医生会结合切取淋巴结阳性率进行肿瘤分期和分级，淋巴结的病理结果也会在病理报告上逐一列出。报告中标注的淋巴结组别代表了其位置划分，如第七组淋巴结指的是隆突下淋巴结。

77

为什么医生会嘱咐肺结节术后患者出院后2周询问石蜡病理结果

肺结节术后病理报告包括两种类型：快速冰冻病理报告和石蜡病理报告。冰冻病理结果快速、直观，缺点是有一定概率的误差。石蜡病理相对于冰冻病理来说，步骤繁琐、工艺复杂、耗时较长，一般需要 1 周左右出结果，少数情况下需要 2 周出结果。石蜡病理的优点是准确度高，能够更精确、更全面地判断结节性质和肿瘤分期。目前，肺结节手术患者一般于术后 3～4 天即可康复出院，而此时石蜡病理结果并未出来。所以，医生会嘱咐患者出院后 2 周询问石蜡病理结果，包括结节性质、肿瘤分期、基因监测结果等，以便根据石蜡病理结果及时判断是否需要进一步治疗，如化疗或靶向药治疗等，以免延误治疗时机。

术后为何要放置引流瓶

如同其他的全身麻醉胸部手术，肺部手术中也需放置胸腔引流管外接密闭的引流瓶，即胸腔闭式引流。一般胸腔闭式引流管留置于两侧第7肋间腋中线的位置，多数位于胸腔镜手术的观测孔处。术后早期观察引流胸膜腔内渗液、血液及气体，根据引流液的量和颜色判定观察胸腔内有无活动性出血，术后稳定期可以重建胸腔内负压，促进余肺复张。

胸腔闭式引流护理对患者术后早期康复有非常积极的作用，基本原则包括以下几点：

（1）保持引流通畅。若引流管中段弯折或被引流物、血凝块堵住，导致患者胸腔内压力增大，肺部持续被压缩，应有的气体交换不完全造成肺部"无力"膨胀，那么引流措施就彻底失去意义。所以，家属要协助病房护士共同管理、观察，确保引流管通畅。

（2）鼓励患者术后早期下床活动。活动的好处在于有利于胸腔内气液分离，同时液体排出时不易结块。

（3）拔除胸腔闭式引流管时需要一定的技巧，同时要嘱咐患者配合练习深吸气和屏气。这是因为胸腔内会形成负压，拔管时如吸气不足或屏气控制不佳，极易造成胸管漏气，形成医源性气胸。

79

胸腔镜肺结节手术后有哪些注意事项

胸腔镜手术作为一种微创手术，相对于传统开胸手术已有切口小、不损伤肋骨、术后住院时间短、疼痛减轻、伤口愈合快等明显优势。但是胸腔镜手术后的观察、护理和处理仍不可掉以轻心。

原则上需把握呼吸道管理的几个关键点：

（1）肺叶切除后 24～36 h 内，由于肺叶的通气量和弥散程度减少（肺叶气体交换下降），加之麻醉抑制剂、疼痛等因素，患者会出现不同程度的缺氧。常规给予面罩吸氧，设定氧流量 3～4 L/min。第 2 天开始，情况好转后可改为间断吸氧或按需吸氧。

（2）鼓励并协助患者有效咳嗽排痰，但要注意深部咳嗽，自主排痰时不可过分用力，可通过外界帮助，如拍背等物理震荡方式使黏稠的痰液脱落，促进咳出。

（3）超声雾化：雾化的微小颗粒可延伸达到支气管及肺泡表面，有利于湿化整个呼吸道并消炎解痛，活跃纤毛活动，诱发痰液咳出。

（4）肺功能锻炼：鼓励患者进行类似吹气球的反复运动，促进更多的肺泡扩张，利于肺膨胀。

（5）此外，疼痛、引流、活动、饮食、心理都是以患者为中心的整体术后观察指标。可适当运用镇痛剂来缓解术后伤口疼痛，但要注意吗啡有抑制呼吸的作用；鼓励患者早期下床活动，以促进全身血液循环，防止肌肉萎缩和下肢静脉栓塞等并发症；建议清淡、低盐、高蛋白质饮食，为机体恢复健康提供必需的能量；多关心患者，倾听他们的诉求，与医师和护士保持良好沟通，及时了解恢复情况，并提前做出正确判断。

80

肺结节术后还要进一步治疗吗

肺结节手术的术式根据肺结节性质而定，一般分为肺楔形切除术、肺叶切除术和全肺切除术。楔形切除和肺叶切除较为多见，全肺切除相对少见。若病理证实为原位癌或非典型腺瘤样变，术后一般不需要进一步治疗，只需按照医生建议定期随访即可。若术后病理提示浸润性腺癌，或者其他小细胞癌、非小细胞癌，且术中淋巴结为阴性，即 TNM 分期为 T1N0M0，仍只需定期随访。

若淋巴结检测有癌细胞转移，则根据病理结果进一步化疗。因化疗的种类繁多，此处不一一列出。目前在细胞分子水平上，针对已明确的致癌位点设计相应的抗癌药物，称为靶向治疗，已经投入临床使用。若淋巴结检测提示阳性，且病理确定为特定的腺癌，可选取标本进行 *EGFR* 基因检测，并根据敏感度备选靶向治疗方案。

81

肺结节治疗的常见误区有哪些

随着生活水平的提高，胸部 CT 检查已经纳入常规体检项目，肺结节的检出率也逐年提高。发现的肺结节该不该治疗，以及应当怎样治疗，已成为当下备受关注的热门话题。在此，就肺结节认识的几个误区进行讨论。

误区一：发现肺结节就是肺癌，是不治之症。肺结节的诊断最初基于影像学检查，根据高清 CT 扫描，从大小、密度、实性成分所占比例初步断定结节的性质。大体上肺结节可分为实性结节和磨玻璃结节。实性结节目前研究较多，根据实性成分以及周围毛刺征可判定良性结节或恶性占位。磨玻璃结节包括非典型腺瘤样变、原位癌和浸润性或微浸润性腺癌。发现了肺结节并不意味着一定是肺癌，需要动态观察或手术，引起足够重视。即使诊断为早期肺癌，也不能说是"不治之症"，通过手术、射频消融等治疗手段仍可以获得良好的治疗效果。

误区二：肺结节可以通过药物消除。炎性结节可以自行消除，但实性结节暂无特效药物可以消除，媒体或不良商贩宣称的吃药去除肺结节的宣传可信度不高。

误区三：肺结节是吸烟造成的，戒烟可以避免肺结节。目前，肺结节的成因还不清楚，吸烟、大气污染、油烟、甲醛都可能是肺结节生成的重要原因，但还没有确凿证据证实。

82

消融治疗对肺结节有效吗

肺结节是指肺实质内直径≤3 cm、呈圆形或椭圆形的软组织病灶。部分肺结节考虑恶性肿瘤需要进行处理。目前，公认治疗肺结节效果最好的方法是外科手术。随着胸腔镜技术的发展，90%以上的肺结节都可以通过微创手术进行治疗。然而，外科手术治疗对患者的身体条件有一定的要求，并不是所有患者都适合手术。因此，对于心肺功能较差等不能进行手术的患者则可以采用消融治疗。

消融治疗是比微创手术创伤更小的治疗手段，即通过一根消融针插入肿瘤达到治疗的目的，损伤非常小，仅在患者皮肤上留下一个针眼。目前，主要有射频消融、冷冻消融、微波消融三大类。虽然它们原理不同，但都是通过不同能量的干预使得肺结节消融坏死，从而达到治疗肺结节的目的。三种方法在临床上都有使用，效果也是肯定的，可以作为手术治疗的一个补充手段，适用于无法手术的患者。

83

肺结节消融治疗和手术治疗有什么区别

肺结节手术治疗和消融治疗是目前治疗肺部结节的两种主要手段，那么这两种治疗手段到底有什么区别，到底该怎么样选择？

（1）原理不同：肺结节手术是使用外科器械直接切除肺结节及其周围的肺组织达到治疗的目的；而消融治疗是使用消融针插入肿瘤内，通过不同能量的损伤达到杀死肿瘤的目的。

（2）创伤不同：肺结节的手术治疗需要在患者胸壁上开一个切口，通过胸壁上的切口进入胸腔再进行肺结节切除。常规开放手术切口长 10～20 cm。随着微创技术的发展，手术切口越来越小，但也需要 2～4 cm 长的手术切口。相比之下，消融治疗更加微创，只需要将消融针穿刺到肺结节即可，仅仅在患者胸壁上留下一个针孔的损伤。而经气管内的消融可以经过气道内穿刺肺组织，患者体表甚至没有任何伤口。

（3）适用人群不同：只要患者能够耐受手术，外科手术仍是目前肺结节的首选治疗方案。而消融治疗则适用于不能耐受手术的患者，比如心肺功能较差、脑梗死后肺结节，或者肺多发结节不能完全通过外科手术切除的患者。

84

肺结节消融治疗的优势有哪些

肺结节消融手术是指利用消融针通过各种能量使得肺结节消融坏死的治疗手段，目前在临床上主要用于不能耐受外科手术，或者通过外科手术不能完整切除的多发肺结节患者。其优势主要有以下几点：

（1）相对于外科手术更加微创，患者耐受性更好。

（2）肺功能损伤更小，可以保留患者更多的肺功能。

（3）费用更低，患者负担更轻。以上海新华医院心胸外科常规开展的冷冻消融为例，每次住院时间为2~3天，治疗总费用在2万元左右。

85

哪些肺结节患者可以选择消融治疗

肺结节消融手术对患者的身体条件要求比较低，只要是能耐受胸壁穿刺的患者均可以耐受消融手术治疗。

目前在临床上，它主要用于以下几类患者：重度肺功能障碍的患者、合并严重心脏疾病的患者、肺部手术后余肺出现肺结节的患者、合并脑血管疾病的患者、肝肾功能不全的患者、多发肺结节通过外科手术不能完整切除的患者，以及高龄患者。

86

高龄患者发现肺结节怎么办

目前对于高龄并没有一个明确的界限。这里所说的高龄是指 80 岁以上的患者。这部分肺结节患者，因年龄大，身体各项功能退化，如果进行肺结节手术治疗往往难以耐受，或者预估手术风险较高，术后恢复困难。针对这部分患者，可以考虑创伤更小的治疗方案，比如消融手术治疗（包括冷冻消融、射频消融、微波消融等），或者穿刺明确病理后进行靶向药物治疗，或者采用立体定向放疗等方法。这些治疗方式创伤小，相对于手术更加适合高龄患者。具体选择哪一种治疗方案，还需要根据患者的具体病情来决定。

87

肺结节合并房颤如何处理

肺结节和房颤属于两种不同的疾病。肺结节是指肺实质内部直径≤3 cm、呈圆形或椭圆形的软组织病灶，是发生在肺部的疾病，往往需要进行手术治疗。而房颤是最常见的心律失常之一，表现为心脏不规则地跳动，影响患者的心脏功能，并且容易导致血栓形成。如果脱落的血栓随血液流动可能导致其他器官梗死（如脑梗死等），往往需要手术干预。

在临床上经常会有肺结节合并房颤的患者。对于这两种疾病是否同期或分期手术，需根据肺结节的位置、大小以及房颤的类型、是否合并其他心脏疾病等因素综合判断。肺结节和房颤的微创手术均为上海新华医院心胸外科的特色治疗项目，均可在微创手术下完成。房颤一般经过左侧胸腔进行微创手术，如果肺结节也在左侧，则可以同期进行微创手术；如果肺结节位于右侧，则尽量分期进行手术，因为双侧胸腔同期手术会增加手术风险，不利于患者恢复。当然，如果房颤合并有其他疾病需要正中开胸手术，也可考虑在进行房颤手术的同期进行肺结节手术。

88

肺结节合并冠心病或瓣膜病如何处理

以目前的外科技术，绝大多数的肺结节均可以进行微创手术治疗。

冠心病和心脏瓣膜疾病会影响患者的心脏功能。冠心病患者有心梗猝死的风险，而心脏瓣膜疾病可能影响患者的心功能导致心力衰竭。对于这两种疾病的轻中度患者，可以采用药物治疗。如果患者合并肺结节，在药物治疗心脏瓣膜病或者冠心病的同时，也可以进行微创肺结节手术。

如果患者同时患有严重的心脏瓣膜病或冠心病，并且合并有肺结节，则有两种处理方案：①对于身体条件良好、预期康复顺利的患者，可考虑同期进行心脏和肺部手术；②如患者高龄或者一般情况较差，则优先考虑处理冠心病或心脏瓣膜疾病，待心脏疾病处理结束，择期再进行肺部手术。

肺结节合并胸壁畸形如何处理

肺结节与胸壁畸形同时存在时，需根据肺结节的手术方式、胸壁畸形的类型和治疗方法，以及患方意愿等因素综合决定处理方案。常见的胸壁畸形主要包括漏斗胸和鸡胸。临床上肺结节合并漏斗胸的报道不多，肺结节以成人多见，而漏斗胸患者多为未成年人。

目前，微创 Nuss 手术及相关改良术式已成为漏斗胸外科治疗的主流术式，但分期手术仍面临许多风险。若先行肺结节手术，术后胸腔粘连可能会增加日后行漏斗胸 Nuss 手术的风险，特别是在引导器横行穿过胸骨后的过程中，容易因视野不清而损伤周围组织甚至心脏。而若先行漏斗胸微创 Nuss 手术，术中所放置的 Nuss 支撑架有可能会因长期对肺表面局部的摩擦，引起气胸、肺部感染，进而影响呼吸功能等。

由于漏斗胸微创 Nuss 手术损伤小、手术时间短，为同期行肺切除手术带来了可能。其优点在于能够同期处理肺结节与漏斗胸畸形，避免了两次手术带来的胸骨后粘连、两次住院等问题，但这也意味着手术风险增加、术后疼痛加重，以及切口感染的可能性上升。在临床上，对楔形肺切除、优势肺段切除合并微创漏斗胸矫正的手术指征可适当放宽。但对于肺癌根治，如肺叶切除、系统淋巴结清扫术合并漏斗胸患者，一般建议以肺癌根治术为优先考虑。

  对于鸡胸患者的外科手术通常建议在 20 岁之前进行，但 20 岁以下的肺结节患者相对较少。由于鸡胸手术治疗时植入物钢板不进入胸腔，因此肺结节手术与鸡胸矫治手术相对独立，可根据病情及患者需求择期或同期手术。鸡胸畸形不压迫心肺，临床上一般优先考虑治疗肺结节。

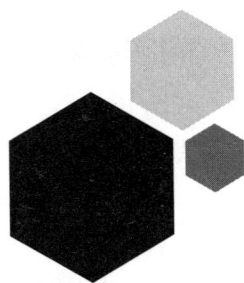

第四章
肺结节术后相关问题与随访

肺结节术后气胸和胸腔积液如何处理

肺结节手术后，拔除胸管后复查胸片或 CT，若无明显气胸、胸腔积液或肺部感染，且白细胞计数基本正常，多数患者可以安排出院。但出院并不代表完全恢复，回家后患者仍可能遇到这样那样的问题，毕竟这是胸腔手术，需要一定的恢复时间。

气胸是肺结节术后时常会遇到的情况，主要原因包括肺组织部分切除后遗留的残腔、肺组织切割线处的缓慢漏气、胸管拔除时因深吸气不充分导致的漏气，以及肺大疱破裂等。肺部分切除尤其是上肺叶切除患者，有时术后肺膨胀不全导致残腔形成，术后影像学检查提示气胸，但其本质是术后残腔，一般无明显不良影响。肺组织切除后，切割线附近有时会有少许漏气。若漏气持续存在，则在胸管拔除后会逐渐形成气胸，并逐渐加重。慢性阻塞性肺疾病患者的肺组织切缘容易漏气，有的甚至还存在多发肺大疱，容易破裂形成气胸。若气胸量较少，可以通过吸氧等逐渐缓解；若气胸量较多，则可能需要胸腔引流，必要时可注入高糖促进恢复。

术后胸腔积液的可能原因包括肺部感染、营养不良、低蛋白血症、出血等。有的患者出院后抗感染不充分，导致肺部感染，进而引发胸膜炎性反应，出现胸腔积液。部分患者食欲欠佳、营养状况差，在院期间可以补充静脉营养或白蛋白支持等，出院后如营养跟不上，可能出现白蛋白过低、营养不良，导致胸腔积液形成。此外，术后出血、肿瘤复发等是较为少见的胸腔积液原因。

胸部 CT 和 B 超检查可以明确肺部情况及胸腔积液量。少量积液可以自行吸收，注意补充营养、保持均衡饮食。若 B 超显示胸腔积液量较大，可以行胸腔闭式引流，排出胸液，并进行后续治疗。

91

肺结节术后咳嗽是什么原因

在肺结节手术尤其是解剖性肺叶或肺段切除术中，需要对目标支气管进行牵拉、游离和切断。这一过程中，残留支气管的角度与解剖形态会发生不同程度的改变，导致气道内气体流向与压力随之改变，这是造成刺激性咳嗽的重要原因。在操作相对简单的楔形肺切除中，直线切割器切除肺组织后的闭合钉，对支气管与肺组织等相当于异物，会诱发炎症反应，刺激支气管，从而导致咳嗽。此外，肺结节手术后可能出现的肺部炎症和胸腔积液刺激胸膜，也是引起咳嗽的重要原因。

绝大多数患者通过口服止咳药水，如复方桔梗氯化铵口服液、复方甘草合剂或者橘红痰咳液等，可以逐渐康复，咳嗽持续时间一般不超 4 周。如果咳嗽症状在口服止咳药等情况下无好转，甚至加重，影响夜间睡眠，应及时联系手术医生，可能需要来院复查了。重点是排除胸腔积液和肺部感染。如果出院后饮水多、食欲差吃得少（容易低白蛋白血症），可能会使胸腔积液明显增多。胸腔积液如果累及支气管残端或者刺激胸膜，可能导致反复刺激性干咳，且口服止咳药效果欠佳。此时需要来院复查血常规、CT 或胸片、B 超等检查，必要时需加强抗感染、胸腔积液引流、补充白蛋白，以及加强营养支持等进一步调整。

92

为什么医生在术前宣教中强调
有效咳嗽的重要性

有效咳嗽是医务人员指导患者进行咳嗽排痰、促进支气管通畅以及肺部康复的重要方法，也是预防术后肺部并发症（如肺不张）的有效措施。有效咳嗽有助于气道远端分泌物、痰液的排出，从而有改善肺通气，维持呼吸道通畅，减少反复感染，改善肺功能，进一步节约抗生素等相关费用。建议肺结节患者入院后即开始练习有效咳嗽，并予以雾化辅助。吸烟患者须一律戒烟。

具体方法：患者端坐位，咳嗽前深吸气，身体稍向前倾，吸气后稍屏气片刻，随后用力咳出。如担心切口疼痛，可一手按压切口部位，或双前臂交叉抱胸。注意腹部用力，而非"清嗓子"。家属可以帮助叩击患者后胸壁，振动支气管内的分泌物，以增加咳嗽排痰的力度。叩击胸壁时注意手呈空心，从下至上、从外向内进行，避开切口部位。

93

为什么肺结节术后早期活动非常重要

对于肺结节术后患者建议早期活动，尤其是根据病情尽早下地活动。术后第一天中午左右，患者可在吸氧情况下尝试坐在床边，如果无明显头晕心慌、胸闷等不适，建议配戴氧气设备在床边活动；下午可以在房间里活动。术后第二天即可根据体力情况在房间走廊里走动。活动过程中需密切观察自身症状，若出现任何不适，应立即停止活动并告知医护人员。

术后早期活动好处主要包括以下几个方面：第一，促进血液循环，有效防止下肢深静脉血栓形成。对无法下地活动的患者，鼓励在床上活动四肢，避免血栓形成。第二，促进有效咳嗽，预防肺部并发症。术后早期下地活动有助于有效咳嗽排痰，促进肺复张，降低肺炎、肺不张的发生率。第三，促进胃肠蠕动。由于全身麻醉等因素的影响，肺结节术后患者常有便秘等问题，早期下地活动有助于促进肛门排气和排便，恢复胃肠功能。

94

为什么肺结节术后会有金属钉留存

在肺结节手术中，需要对目标肺组织进行切除，并对剩余肺组织的切割边缘进行闭合。早期开放肺手术切口大，处理动脉和静脉处理时有可能进行丝线结扎、切断闭合。但对肺组织和支气管进行手工缝合，容易出现漏气、出血等问题，丝线结扎也可能因结扎线脱落而造成严重后果。

近年来，切割闭合器的发展与应用有效解决了上述问题。肺直线切割闭合器与闭合钉、气管残端闭合器与闭合钉、血管专用闭合器与闭合钉，都可以在切除肺组织或气管血管的同时进行残端闭合。这种技术有效减少了漏气和漏血的发生，更加安全高效。随着微创技术不断普及，内镜下的切割闭合器使用更加方便。其切割闭合原理类似于生活中用的订书机，在切割刀片切割完组织、血管或气管后，闭合金属钉即刻完成切口闭合。这也是肺结节手术后金属钉留存植入的原因。

95

肺结节术后留存的金属钉对身体有危害吗，可以做 MRI 吗

虽然闭合金属钉需要作为植入物留在体内，但这些金属钉对身体没有危害。上海新华医院心胸外科每年为千余例肺结节患者实施手术，术后定期随访，尚未发现因金属钉植入而引发的不良影响。

植入体内的闭合钉大多由钛合金材质制成，一般不影响 MRI 检查。临床上肺癌术后患者常需要进行头部 MRI 检查以排除脑转移，或腹部 MRI 检查以排除肝肾转移。这些患者在完成头颅和腹部 MRI 检查后，并无明显不良反应发生。但有的医院放射科仍拒绝体内有金属植入物的患者进行 MRI 检查，因此需与放射科医生充分沟通。

96

肺结节手术切除的部分肺组织以后还会长出来吗

由于肺结节相对较小，根据其位置的不同，手术方式包括肺段切除、肺楔形切除以及肺叶切除等。因为肺组织是不可再生组织，手术切除的部分肺组织是不会长出来的。

人体通过呼吸不断排出与吸入气体。部分肺切除后，余肺组织可以通过代偿性呼吸运动弥补切除肺组织带来的肺功能损失。例如，右上肺叶切除后，患者通过术后呼吸锻炼，右中下肺代偿性扩张，可填补大部分因上肺切除后留下的空腔，有利于术后肺功能的恢复。这也是肺部分切除术后，大多数患者肺功能受影响不大的原因。

97

肺结节术后还能进行体力劳动吗

肺结节手术后，建议根据手术方式以及患者自身情况逐步开展体力活动。

接受肺楔形切除的患者，一般在手术后 2～4 天可以出院。中青年患者出院后可以在家休养 1～3 周，若无明显胸闷或气急，可逐步开始正常体力劳动和日常工作。老年患者一般在术后 3～7 天出院，回家后适当活动，若无明显不适，可在术后 3～4 周来医院复查拆线后，逐步恢复体力活动。

接受解剖性肺段或肺叶切除的患者，应适当延长开始体力活动的时间。年轻患者出院后 2～3 周、老年患者出院后 3～4 周来院复查，若无明显不适，可以逐步进行体力劳动。

需要注意的是，患者出院回家后应根据自身情况开始适当的活动，逐步延长下地活动时间。恢复体力劳动需循序渐进，从轻体力活动如散步、慢走等开始，逐渐过渡到正常的体力劳动强度。

98

肺结节术后如何康复

对于肺结节术后康复，需根据手术情况、术后病理以及患者身体状况等考虑。

良性肺结节患者术后恢复相对较快，术后注意休息、定期复查即可。肺结核患者需在完成正规抗结核治疗并复查确认痊愈后，方可恢复工作与生活；细菌、真菌等引起的肺结节患者，在完成抗感染或抗真菌治疗并恢复后，可正常工作。恶性肺结节患者术后需根据肿瘤侵犯范围、淋巴结转移程度等制订进一步治疗与随访计划。同时，患者应适当调整生活方式，如戒烟、进行适当的身体锻炼、改善饮食习惯等。

99

什么样的肺结节需要定期随访

所谓定期随访是指医院通过电话、门诊、通信等多种方法，对曾就诊的患者进行定期病情了解和康复指导的一种服务与观察方法。

严格来说，除了炎性结节以外，部分实性结节、磨玻璃样阴影等结节均需要正规严格的定期随访。换句话说，凡是不能完全排除恶性可能的肺结节，均需要定期随访。

如为良性结节，只需在术后 1 个月左右复查 1 次；后续恢复情况正常者，只需正常年度体检即可。如肺结节的术后病理是原位癌或微浸润癌，也只需术后 1 个月左右复查 1 次；后续恢复情况正常者，也只需正常年度体检即可。如肺结节的术后病理是浸润性癌，则还需要结合淋巴结的病理情况，复查间隔时间为 3～6 个月，具体方案遵医嘱。

如果在随访过程中出现结节直径变大、实性成分增多、形状变得不规则等情况，提示肺结节可能是恶性的或已经发生恶变，应进一步评估患者的身体情况。若无禁忌，建议尽早采取胸腔镜微创手术进行切除。

100

长期做 CT 检查安全吗

这个问题的核心在于担心 CT 检查的辐射会不会影响健康。这里需要提到一个关于电离辐射剂量的概念——毫西弗（mSv）。一般做一次胸部低剂量 CT 检查接受的辐射量是 1 mSv，普通剂量的胸部 CT 检查是 4～6 mSv。而对人体来说，一年累计不超过 100 mSv 的辐射量都是安全的，并且这个标准的设定是非常谨慎的。如果因病情需要进行较频繁的 CT 检查，定期检测血常规和生化指标可以及时发现辐射对身体造成的影响，因此不必过于担心辐射超量的问题。在一般情况下，长期做 CT 检查是安全的。

对肺结节患者的生活和饮食有哪些建议

肺结节患者通过遵循以下生活和饮食建议，可以更好地管理自身健康，提高生活质量。

1. 生活方式建议

（1）保持良好的生活习惯。如起居规律、不熬夜，保证充足的睡眠，有助于身体恢复和免疫力提升；适度运动，如散步、慢跑、打太极拳等，可增强心肺功能，提高身体免疫力；避免剧烈运动，以免加重身体负担。

（2）远离烟草和防止吸入有害物质。吸烟是肺结节和肺癌的重要危险因素，会损害肺部组织，加重结节病情，增加癌变风险。在空气污染严重的环境中，佩戴口罩以减少有害颗粒物的吸入；雾霾天尽量减少户外活动，使用空气净化器改善室内空气质量。

2. 饮食建议

（1）均衡饮食。确保食物多样化，摄入充足的蔬菜、水果、全谷物、优质蛋白和健康脂肪，以满足身体对各种营养素的需求。

（2）多吃蔬果。蔬菜和水果富含维生素、矿物质和抗氧化剂，有助于清除体内自由基，保护肺部健康。推荐深色蔬菜如菠菜、西蓝花，以及富含维生素 C 的水果如橙子、猕猴桃。

（3）摄入优质蛋白。适量摄入鱼、禽、蛋、瘦肉等优质蛋白，提供身体必需的氨基酸，促进组织修复和免疫力提升。

（4）保持水分。多喝水，有助于稀释痰液，促进身体代谢和排毒。

（5）避免摄入过量红肉和加工肉类，以减少对身体的负担；避免摄入刺激性食物，以免刺激呼吸道，加重咳嗽、咳痰等症状。

3. 心理支持

（1）保持积极的心态。肺结节患者可能因病情产生焦虑、恐惧等情绪，应寻求心理支持，如与家人朋友交流、参加心理支持小组等。

（2）定期随访。遵循医生建议，定期复查肺部 CT，了解病情变化，及时调整治疗方案。

102

如何正确看待肺部结节

随着 CT 技术的发展和普及，越来越多的肺部小结节被发现，因此提及肺结节不要谈虎色变。目前的研究表明，直径＜5 mm、纯磨玻璃影以及纯实性结节，大部分为良性结节。即使经过影像学随访及分析考虑恶性结节者，也属于早期或极早期肺癌。根据目前的医疗水平，对于早期及极早期肺癌，可以通过胸腔镜微创手术切除，治愈率几乎 100%。因此，有了小结节不可怕，只要定期观察与随访，必要时果断进行手术切除，即使病理结果是恶性，治疗效果通常也是令人满意的。

103

深静脉血栓和肺栓塞的危害有哪些

这里说的深静脉血栓，通常是指由于手术、外伤等原因导致患者卧床或下肢运动减少，使得下肢深静脉内的血流速度减慢，凝固形成血栓。这样的深静脉血栓脱落后，经静脉回流至心脏，再进入肺动脉后造成肺动脉堵塞，这种情况被称为肺动脉栓塞，简称肺栓塞。其危害程度与血栓的大小有关。如果血栓很小，可能会引起患者不同程度的胸闷，心电图和胸片检查都看不出异常，血液中 D-二聚体水平会异常升高。皮下注射低分子肝素后，多数患者会慢慢恢复。如果血栓较大，肺动脉的主干或大的分支被堵塞，患者会立刻出现心跳停止，病死率很高。

糖尿病患者肺结节术后
饮食有哪些注意事项

糖尿病患者接受肺结节手术时，围手术期（即术前、术中和术后）都需要将血糖控制在安全范围内。因为血糖过低或过高，都不利于手术的顺利进行和术后的康复。所以，在饮食方面，既需要增加营养，又不能使血糖波动太大。一般建议，碳水化合物的摄入量与平时一样，适当增加蛋白质和维生素的摄入。同时做好血糖监测，根据血糖水平调整饮食，必要时可请内分泌科医生会诊，为患者在进食与控制血糖方面提供专业指导。

105

肺结节患者术后有什么忌口

肺结节手术不涉及消化道。所以通常情况下，患者术后清醒 6 小时后即可恢复饮食。手术当天建议以半流质、易消化饮食为主，此后即可过渡到术前的正常饮食。由于术后恢复期伤口的愈合需要额外的营养支持，所以宜增加蛋白质和维生素的摄入，通常没有特殊的忌口。

106

肺结节患者长期吃中药有作用吗

肺结节需不需要吃中药这个问题，归根到底，还是看结节的性质。如果考虑是炎症，那么吃一些具有抗感染作用的中药可能有一定效果。但如果是癌前病变或早期肺癌，那可能吃中药的意义就不大了。因此，建议发现肺结节后，还是应该按照正规的程序进行检查，并根据结节的大小、形态、动态的变化等检查结果，按照规范的流程进行处理。

肺结节患者术后长期咳嗽怎么办

　　肺结节患者术后会因为麻醉插管、局部损伤的刺激、缝线和缝合钉等异物的刺激，导致不同程度的咳嗽，一般会在3～6个月内逐渐好转并消失。如果术后咳嗽症状比较频繁且强烈，伴胸闷等症状，应及时去医院复查胸部CT，了解有无肺炎、大量胸腔积液等情况。若检查结果提示肺炎，则需应用抗生素进行抗感染治疗。若检查结果无明显异常，且以干咳为主，则可服用镇咳药、抗过敏药物减轻症状。同时，进行深呼吸等呼吸锻炼也有助于咳嗽症状的缓解。

肺结节术后会复发或转移吗

　　肺结节术后会不会复发或转移，取决于结节的性质。良性肿瘤一般不存在术后复发转移的可能；如果术后病理是炎症，需根据炎症的类型进一步治疗，否则也可能出现炎症复发。目前认为原位癌和微浸润癌也不会复发或转移，但浸润性癌就存在复发或转移的可能性了。

109

肺结节术后再发肺结节是复发或转移吗

肺结节术后复查时再次发现肺结节，是复发还是转移，首先需参考原肺结节的病理结果，并结合新发结节的形态和变化趋势进行判断。

如果上次手术切除肺结节的病理诊断是原位癌或微浸润癌，再次出现的肺结节基本可以排除上次肺结节的复发或转移。若上次手术的肺结节是恶性程度较高的肺癌，则存在复发或转移的可能性，需结合新发结节的形态和变化趋势，以及 CT 表现的特点进行综合判断，必要时需行穿刺活检来分析新结节的性质，从而明确再发结节是否为原肺癌的复发或转移。

若考虑复发，则结合局部肿块、纵隔淋巴结和全身情况决定能否手术。若不是复发而是新发结节，则根据结节形态、大小和生长速度等情况判断，结合心肺功能等，决定是继续观察还是手术治疗。对于考虑为肿瘤，但心肺功能较差者，可考虑射频消融或冷冻消融、立体定向放疗等治疗。

110

肺结节术后再发肺结节还能手术吗

　　肺结节术后的再发肺结节能否手术，取决于再发结节的部位、大小、形态和纵隔淋巴结有无肿大，再结合患者的心肺功能等全身情况综合判断再发结节有无手术的必要性。如果经过综合分析，考虑新发结节是低危结节，则可以选择继续观察。若为高危结节，则需结合患者身体情况、手术意愿，并充分评估心肺功能等情况后决定是否手术，或选择射频消融、冷冻消融等治疗手段。